GOLDMANN

Buch

Zum Leidwesen vieler Frauen ist die weibliche Sexualität vielen ihrer Partner immer noch ein Mysterium. Doch ihnen kann geholfen werden: Ian Kerner lehrt Männer die Sprache der Lust. Mit erfrischender Leichtigkeit erklärt er die weibliche Anatomie, die erfolgreichsten Verführungsstrategien, die besten Liebestechniken und Positionen. Vor allem räumt er mit dem Irrglauben auf, nur die Penetration könne einer Frau das höchste der Gefühle bescheren, und versammelt in diesem unentbehrlichen Handbuch des wahren Gentleman die erfolgreichsten Techniken der oralen Befriedigung, in langjähriger Erfahrung erprobt und perfektioniert. Leicht nachvollziehbare – und zur Nachahmung empfohlene – Illustrationen veranschaulichen seine detaillierten Beschreibungen. Es ist noch kein Experte für weibliche Lust vom Himmel gefallen, aber mit diesem Buch kann jeder Mann einer werden.

Autor

Dr. Ian Kerner erwarb seinen Doktortitel der Klinischen Sexologie an der American Academy of Clinical Sexologists, wo er heute lehrt. Sein Buch »Mehr Lust für sie« eroberte auf Anhieb die amerikanischen Bestsellerlisten und die deutschen Leser. Mit »Mehr Lust für ihn« hilft er auch der Damenwelt auf die Sprünge. Der Sexualtherapeut lebt mit Frau und Sohn in seiner Geburtsstadt New York.

Außerdem von Ian Kerner im Programm

Mehr Lust für ihn
(Auch als E-Book erhältlich)

Ian Kerner

Mehr Lust für sie

Was Frauen beim Sex
verrückt macht

Aus dem Amerikanischen
von Beate Gorman

GOLDMANN

Dieses Buch ist unter der Nummer 16746 bereits im Goldmann Verlag erschienen.

FSC
www.fsc.org
MIX
Papier | Fördert gute Waldnutzung
FSC® C014496

Penguin Random House Verlagsgruppe

15. Auflage
Deutsche Erstausgabe Juni 2013
Wilhelm Goldmann Verlag, München,
in der Penguin Random House Verlagsgruppe GmbH,
Neumarkter Straße 28, 81673 München
produktsicherheit@penguinrandomhouse.de
(Vorstehende Angaben sind zugleich
Pflichtinformationen nach GPSR.)

Published by arrangement with ReganBooks,
an imprint of HarperCollins Publishers, Inc.
Originaltitel: She Comes First
Umschlaggestaltung: Uno Werbeagentur, München,
nach einem Entwurf von Design Team München
Umschlagillustration: Getty Images/Special Photographers
Illustrationen: Naomi Pitcairn
Redaktion: Eckard Schuster
Satz: Barbara Rabus
Druck und Bindung: GGP Media GmbH, Pößneck
CB · Herstellung: IH
Printed in Germany
ISBN 978-3-442-17378-5

www.goldmann-verlag.de

Für meine Frau Lisa

»Man sollte Sie oft küssen,
und zwar jemand, der's versteht.«

CLARK GABLE
Vom Winde verweht

»Meine Hauptbeschäftigung war immer die Liebe,
auch wenn es nicht den Anschein hatte.«

ALBERT CAMUS

Inhalt

Teil II
Spielanleitung

Teil III

Alles zusammenbringen

Anhang

Einführung: Geständnisse eines vorzeitig Ejakulierenden

Die Prämisse dieses Buchs ist einfach: Wenn es darum geht, Frauen Vergnügen zu bereiten und sich in der Sprache der Liebe zu unterhalten, sollte Cunnilingus die Muttersprache jedes Mannes sein. So schrieb Lou Paget, die mehrere Bestseller zum Thema Sex verfasst hat: »Sie können die meisten Frauen fragen, und wenn sie ehrlich sind, werden sie zugeben, dass sie ganz heiß werden und den besten Orgasmus erleben, wenn der Partner seine Zunge gut einsetzen kann.«

Doch wie es bei jeder Sprache der Fall ist, müssen Sie mit den Regeln von Grammatik und Stil gründlich vertraut sein, damit Sie sich fließend ausdrücken können und Ihr Thema somit an Farbigkeit und Leben gewinnt. Eines meiner Lieblingsbücher zu diesem Thema ist der Klassiker *Elements of Style*. Ich glaube, ich hätte den Englischunterricht in der Schule ohne dieses Taschenbuch mit seinen vielen Eselsohren, das ich ständig mit mir herumtrug, nicht überlebt. Die kompetenten Autoren Strunk und White arbeiteten die Bedeutung der Grammatik nicht nur auf verständliche Weise heraus – in ihren Händen wurde diese auch zu etwas Schönem.

Das Buch forderte den Leser auf, »mit Zuversicht zu schreiben und definitive Behauptungen aufzustellen«. Im

Sinne dieses zeitlosen Klassikers fasst *Mehr Lust für sie* Erfahrungsreichtum und Expertise in einem einfachen, unentbehrlichen Regelwerk zusammen. Es stellt die Grundlagen und Philosophie vor, die diesen Regeln zugrunde liegen, und bietet damit den definitiven Ratgeber zur »Grammatik« des oralen Sex. Wenn Sie lernen wollen, wie Sie einer Frau mit Ihrer Zunge *jedes Mal* zu Wahnsinnsorgasmen verhelfen können, ist dies das richtige Buch für Sie.

Obwohl ich meinen Doktor in klinischer Sexologie gemacht habe, wurde dieses Buch im Prinzip aus der Sichtweise des praktischen Anwenders geschrieben, von jemandem, der Cunnilingus kennt und liebt, der seine Rolle bei der Stimulation der weiblichen sexuellen Reaktion zu schätzen weiß und eine Methode entwickelt hat, mit deren Hilfe Frauen beständig zum Orgasmus gebracht werden können: eine Methode, die aus der Überzeugung herrührt, dass Cunnilingus mehr ist als nur eine sexuelle Aktivität, sondern das Hauptstück einer Philosophie sexueller Befriedigung. Man könnte es auch als den »Weg der Zunge« bezeichnen.

Doch verstehen Sie mich bitte nicht falsch: Ich bin kein Casanova oder Don Juan, der eitle Worte zu Papier bringt, um sich wichtig zu machen und zu prahlen – ganz im Gegenteil. Einen Großteil meines Lebens habe ich sehr unter einer sexuellen Dysfunktion gelitten und bin mir der Gefühle von Erniedrigung, Angst und Verzweiflung nur allzu bewusst, die ich erlebte, wenn ich meine Partnerinnen nicht befriedigen konnte. Dieses Buch wurde eher in der ernsthaften Hoffnung geschrieben, dass andere Männer wirksame »sexuelle Gewohnheiten« entwickeln können – Gewohnheiten, die es ihnen zusammen mit ihrer Partnerin ermöglichen, weniger zu leiden, als es bei mir der Fall war, oder diesem Leid vielleicht ganz zu entgehen. So schrieb Tennessee Williams in seinem Schauspiel *Die Katze auf dem heißen Blechdach* über das Ehebett: »Wenn eine Ehe zugrunde geht, liegt der Grund direkt *hier*, genau *hier*!« In diesem Buch erfahren Sie, wie Sie diesem Schicksal entgehen und die Wogen glätten können.

Meine ersten Vorstöße in den oralen Sex waren eine Krücke, ein Ausweg, um meine sexuellen Unzulänglichkeiten zu kompensieren. Damals ging ich von der Annahme aus, dass Cunnilingus für die armen Männer nur die zweitbeste Lösung im Vergleich zu den Freuden und der Großartigkeit von »echtem Sex« sei – wie viele Männer nahm ich es als gegeben hin, dass Geschlechtsverkehr die »richtige Methode« für Paare sei, um den Orgasmus zu erleben. Doch zu meiner Überraschung stellte ich fest, dass der »Weg der Zunge« dem Geschlechtsverkehr keinesfalls unterlegen war; vielmehr war er überlegen und in vielen Fällen die einzige Möglichkeit, dass Frauen die beständige, rhythmische Stimulation (wie bei der Masturbation) bekommen, die zum Erreichen eines Orgasmus notwendig ist. Schnell lernte ich, dass oraler Sex echter Sex *ist*, und als ich später auf ein Exemplar des folgenreichen Hite-Reports, *Das sexuelle Erleben der Frau*, stieß, las ich zu meiner Beruhigung, dass Frauen oralen Sex als eine ihrer liebsten und aufregendsten Aktivitäten betrachten. Was die Lust angeht, gibt es keine richtige oder falsche Methode, um einen Orgasmus zu erleben – es ist lediglich als falsch anzusehen, dass Frauen ihn weniger brauchen oder weniger zu schätzen wissen als Männer.

In ihrem Artikel »Seien Sie ein Mann: Sechs einfache Vorschläge« lautet der allererste Rat der Sexkolumnistin Amy Sohn: »Der Mann begibt sich in die unteren Gefilde. Ohne Ausflüchte und ohne Zögern.«

Doch wenn er einmal dort unten ist, was soll er dann tun? Die Mehrzahl der Frauen beklagt sich über Männer, die es nicht gerne tun, nicht wissen, was sie tun sollen, oder es einfach nicht gut genug machen. Der Autor Flannery O'Connor hatte Recht: Es ist schwer, einen guten Mann zu finden, speziell jemanden, der es dort unten gut macht. Doch wenn der Cunnilinguist erst einmal über die entsprechenden Fähigkeiten verfügt, wird er gebührend gewürdigt werden. In ihrem Essay »Lippendienst: Der geschickte Cunnilinguist« lobt die Autorin und Sexkolumnistin Anka Radakovich einen Freund, der sich auf oralen Sex spezialisiert hatte: »Ich wurde ganz von seiner Zunge abhängig und bot sogar an, seine Wäsche zu waschen, wenn er mich besuchen und mich befriedigen würde. Nach zwei Monaten stellte ich ein gerahmtes Foto seiner Zunge auf meinem Schreibtisch auf.«

Es ist an der Zeit, die gewohnten Bahnen zu verlassen und neue Wege zu gehen. Was orale Liebkosungen angeht, sollte jeder Mann Rhett Butlers berühmten Ausspruch gegenüber Scarlett O'Hara (»Man sollte Sie oft küssen, und zwar jemand, der's versteht.«) zu seinem Mantra machen.

Wer mich kennt, weiß, dass ich ein sehr zurückhaltender Mensch bin. Mir würde es nicht im Traum einfallen, meinen

Kampf mit meiner sexuellen Dysfunktion in alle Welt hinauszuposaunen, wenn ich nicht von ganzem Herzen glauben würde, dass dieses Buch einen wichtigen Zweck erfüllt. Ich weiß dies aufgrund der Dinge, die ich gelesen habe, die mir mitgeteilt wurden und die ich aus erster Hand als klinischer Sexologe erlebt habe: Frauen sehnen sich nach oralem Sex und genießen ihn – und sie brauchen ihn. Jeder Sexualtherapeut wird Ihnen bestätigen, dass Frauen sich immer wieder darüber beklagen, beim Penis-Vagina-Geschlechtsverkehr keinen Orgasmus erleben zu können. Die Lösung lautet nicht einfach »mehr Vorspiel«, wie Zeitschriften es uns oft weiszumachen versuchen, sondern sie besteht vielmehr in der geschickten Erweiterung jener Aktivitäten, die wir mit dem Vorspiel, also der oralen Stimulation, in Zusammenhang bringen, zu *vollständigen*, voll realisierten Akten des Liebesspiels – die Verwandlung des Vorspiels ins *Hauptspiel*.

Dieses Buch wendet sich nicht gegen den Geschlechtsverkehr an sich, aber es will allem, was sich außerhalb abspielt, den entsprechenden Rang zuweisen. Sex ist mehr als Penetration – er ist *gemeinsam erlebte* Lust, und oraler Sex ist besser dazu geeignet, Frauen unter Ausnutzung ihrer sexuellen Anatomie zum Orgasmus zu stimulieren. Dieses Modell schließt den Geschlechtsverkehr nicht aus, sondern unterstützt vielmehr das Hinauszögern der männlichen Befriedigung, bis die Frau ihren *ersten* (aber hoffentlich nicht letzten) Orgasmus bei einer sexuellen Begegnung erlebt hat – eine Verzögerung, die doppelten Nutzen bringt: die Sicherstellung der weiblichen Befriedigung, während gleichzeitig die Qualität des männlichen Höhepunkts beträchtlich verbessert wird. Dieses Buch tritt ein für das Hinausschieben der Befriedigung, *nicht* das Hinausschieben des Genusses.

Mehr Lust für sie bietet Männern und Frauen eine zuverlässige Anleitung zu gutem Sex – es ist sozusagen der »Spatz in der Hand« im Gegensatz zur »Taube auf dem Dach«, wie es der Geschlechtsverkehr mit seinem hohen Einsatz darstellt. Es ist an der Zeit, die Lücke im sexuellen Bereich zu schließen und beim Austausch von Lust ausgeglichene Spielbedingungen zu schaffen, wobei Cunnilingus mehr als nur ein Mittel ist, dieses noble Ziel zu erreichen. Vielmehr ist oraler Sex der Eckstein eines neuen sexuellen Paradigmas, das die *gemeinsame* Erfahrung von Lust, Intimität, Respekt und Befriedigung preist. Zudem ist er eines der größten Geschenke der Liebe, das ein Mann einer Frau machen kann.

Und so ist das Buch aufgebaut

In Teil I, »Die Elemente sexuellen Stils«, lernen Sie eine wirksame Philosophie kennen, die Ihre Einstellung zu Sex und Beziehungen prägen und möglicherweise dramatisch ändern wird. Sie lernen,

- sich von »Desinformation« frei zu machen und echtes Verständnis für die weibliche Sexualität zu entwickeln,
- *klitoral* statt *vaginal* zu denken und sich auf *Stimulation* statt *Penetration* zu konzentrieren,

- Ihre Befriedigung hinauszuzögern, ohne Ihre Lust zu opfern,
- das Vorspiel in das Hauptspiel zu verwandeln,
- den sexuellen Reaktionsprozess der Frau geschickt zu steuern und die Rolle der Klitoris als Kraftquell der Lust zu schätzen,
- Bewusstsein zu entwickeln, das den oft schwer fassbaren weiblichen Orgasmus ohne den leisesten Zweifel erkennbar und erfahrbar macht.

Zudem werden wir wichtige, oft missverstandene Themen wie beispielsweise die »echte« Anatomie der weiblichen Genitalien, Hygiene, Safer Sex sowie den gesellschaftlichen und kulturellen Kontext diskutieren, der unser Denken und Handeln in Bezug auf Cunnilingus gestaltet.

In Teil I, »Die Elemente sexuellen Stils«, geht es also um das *Warum* von Cunnilingus, während Teil II, »Spielanleitung«, vom *Wie* handelt. Hier werden bewährte Oraltechniken vorgestellt, die es Ihnen ermöglichen, eine Frau mit Erfolg durch den gesamten sexuellen Reaktionsprozess zu leiten, durch das, was ich als »Spielprozess« bezeichne – Vorspiel, Hauptspiel und Zusatzspiel.

Während sich viele Sexbücher damit begnügen, dem Leser zu vermitteln, *was* er tun sollte, ist der Autor dieses Buches davon überzeugt, dass das *Wann* ebenso wichtig ist. Dem Timing kommt besondere Bedeutung zu, und daher zeigt Teil III, »Alles zusammenbringen«, klare Wege für die nahtlose Integration der Techniken in einen einheitlichen Erfahrungsprozess auf, der es Ihnen und Ihrer Partnerin ermöglichen wird, neue sexuelle Höhen zu erreichen.

Über das ganze Buch verteilt sind Illustrationen, Tipps, Übungen, interessante Tatsachen, häufig gestellte Fragen sowie freimütige Antworten der vielen Männer und Frauen, die ich in Bezug auf Sex, Beziehungen, Cunnilingus und ihre persönlichen Vorlieben und Abneigungen befragt habe.

Im Anhang des Buches finden Sie eine Reihe von Kapiteln, die relevante Themen und spezifische Situationen ansprechen.

In seiner Gesamtheit ist *Mehr Lust für sie* die derzeit gründlichste Abhandlung über die Kunst des Cunnilingus. Sie erfahren nicht nur all die Dinge, die Sie wissen müssen, um die »Grammatik des oralen Sex« zu meistern, sondern es werden auch die dabei auftauchenden Fragen beantwortet.

Wenn Sie dieses Buch gelesen haben, werden Sie Sex aus einer anderen Perspektive betrachten, und es wird *nichts* geben, das Sie nicht wissen, wenn es darum geht, eine Frau mit Ihrer Zunge immer wieder zum Orgasmus zu bringen.

Quiz

Sie können *Mehr Lust für sie* ganz nach Belieben lesen, aber wenn Sie Teil I lieber überspringen und sich gleich zu den Techniken in Teil II begeben wollen, sollten Sie sich zuerst ein paar einfache Fragen stellen:

- Wussten Sie, dass die Klitoris aus *18* Teilen besteht, die alle eine Rolle bei der »Erzeugung« von Lust spielen? Können Sie sie identifizieren?
- Wussten Sie, dass die große Mehrzahl der Nervenenden, die zum weiblichen Orgasmus beitragen, sich auf der Oberfläche der Vulva befinden, dass also keinerlei Penetration erforderlich ist, um sie so zu stimulieren, dass es zum Orgasmus kommt?
- Wie viele verschiedene Arten von Orgasmen kann eine Frau erleben?
- Können Sie mit absoluter Sicherheit sagen, wo der G-Punkt zu lokalisieren ist? Können Sie andere verborgene Zonen der Lust nennen?
- Wissen Sie, warum Cunnilingus das beste Mittel ist, um eine Frau so zu stimulieren, dass Sie mehrere Orgasmen erlebt?
- Wissen Sie, warum der Mann zum Teil für den genitalen Geruch seiner Partnerin verantwortlich ist?
- Sind Sie sich ganz sicher, dass Ihre Partnerin noch nie einen Orgasmus vorgetäuscht hat, und können Sie eindeutig den Unterschied zwischen einem echten und einem vorgetäuschten Orgasmus erkennen?

Wenn Sie irgendeine dieser wichtigen Fragen mit Nein beantwortet haben, möchte ich Sie dazu ermutigen, das Buch von Anfang bis Ende zu lesen. Doch unabhängig davon, wie Sie

Mehr Lust für sie lesen werden, ist es ein Buch, auf das Sie unabhängig von Ihrem Erfahrungsniveau immer wieder zurückgreifen können.

Kostprobe

Im Sinne von *Elements of Style* finden Sie hier einige Grundregeln für den Anfang:

1. Lernen Sie, Ironie zu schätzen. Was die menschliche Sexualität angeht, ist das Leben voll davon. Denken Sie nur daran, dass die männlichen und weiblichen Genitalien aus demselben embryonalen Gewebe geformt werden, während die jeweiligen Erregungsprozesse nicht unterschiedlicher sein könnten. Die ersten Herausgeber der Zeitschrift *Men's Health*, Stefan Bechtel und Laurence Roy Stains, haben es in ihrem Buch *Sex. A Man's Guide* sehr prägnant zusammengefasst: »Untersuchungen zeigen, dass drei Viertel der Männer mit dem Sex innerhalb weniger Minuten fertig sind. Doch Frauen brauchen oft 15 Minuten oder länger, um ausreichend erregt zu werden, sodass sie einen Orgasmus erleben können. Und das sorgt für eine Welt voller Wut, Leid und durch die Luft fliegender Töpfen und Pfannen.«

Aus diesem Grund stehen bei diesem Buch das Hinauszögern der männlichen Befriedigung und die Devise »Sie kommt zuerst« im Mittelpunkt. Die Journalistin Paula Kamen schrieb in *Her Way. A Survey of Contemporary Young*

Women: »Der weibliche Orgasmus gilt nicht mehr als Glücksfall oder Anhängsel, was eine Verlagerung weg von sexueller Schuld dahingehend bedeutet, dass Frauen ihre eigenen Wünsche so verfolgen, wie die Männer es schon immer getan haben.«

Wenn es darum geht, einer Frau Lust zu bereiten, sollten Sie an die alten Worte des taoistischen Meisters Wu Hsien denken: »Der Mann muss die Situation unter Kontrolle halten und ohne übermäßige Eile aus der Vereinigung seinen Nutzen ziehen.«

2. Verwechseln Sie Subjekt und Objekt nicht miteinander. Dies betriff namentlich die Klitoris. Mit ihren 8000 Nervenenden (doppelt so viele, wie der Penis aufweist), der beneidenswerten Fähigkeit, mehrere Orgasmen in einer einzigen sexuellen Begegnung zu reproduzieren, und für keinen anderen Zweck als die Lust ausgelegt, sollte es nicht verwundern, dass Masters und Johnson die Klitoris als »einzigartiges Organ der gesamten menschlichen Entwicklung« bezeichneten. Die Klitoris besteht aus mehr als *18* Bestandteilen, die sowohl sichtbar als auch verborgen und allesamt an der Produktion von Lust beteiligt sind. (Lesen Sie weiter, und Sie lernen, jedes einzelne Teil zu meistern.) Im Widerspruch zu konventioneller Weisheit – zumindest der Art, wie man sie so häufig wie Voltaren-Gel und Schimmel in Männerumkleidekabinen antrifft – ist die Klitoris viel mehr als nur ein »Liebesknopf«. Sie ist ein ausgeklügeltes Netzwerk der Erregung, das über mehr »Hot Spots« verfügt als ein schlafender Vulkan.

3. Die Zunge ist mächtiger als das Schwert. Dies gilt speziell im Hinblick auf die Stimulation der Klitoris. Selbst der US-Pornostar Ron Jeremy mit seinem berühmten 25 Zentimeter langen guten Stück erklärte: »Ich habe mehr Frauen mit meiner Zunge zum Orgasmus gebracht als mit meinem Penis.« Shere Hite, Autorin des Hite-Reports, ging sogar so weit zu behaupten, dass der Geschlechtsverkehr ursprünglich nie dazu gedacht war, Frauen zum Orgasmus zu bringen. Einer der Gründe besteht darin, dass die Klitoris etwa zwei bis drei Zentimeter näher an der Vorderseite des weiblichen Körpers liegt als die Scheidenöffnung. Beim Geschlechtsverkehr kommt der Penis daher oft überhaupt nicht mit der Klitoris in Kontakt.

In *Sex. A Man's Guide* zitieren die Autoren eine Studie, in der 98 glücklich verheiratete Frauen ein Sex-Tagebuch führten, in dem sie die Häufigkeit sexueller Aktivitäten und das Befriedigungsniveau vermerkten. Unter allen Aktivitäten, die sie erwähnten, *wurde Cunnilingus als die befriedigendste beschrieben.* 82 Prozent erklärten, dass sie es als äußerst angenehm empfanden, wenn der Ehemann sie oral befriedigte; die an zweiter Stelle genannte Aktivität – der Geschlechtsverkehr – wurde nur von 68 Prozent als sehr befriedigend bewertet. Die Frauen berichteten, dass sie beim Geschlechtsverkehr etwa zu 25 Prozent einen Orgasmus hatten. *Doch beim oralen Sex betrug diese Zahl 81 Prozent.* Alex Comfort schrieb in *The New Joy of Sex* über Cunnilingus: »Man kann Frauen auf diese Weise Dutzende von Orgasmen bescheren, und sie könnten dennoch Lust auf mehr haben.«

4. Aus Fehlern lernen. Im Gegensatz zu den heranwachsenden jungen Männern von Mangaia (einer der Cook-Inseln), die dem Autor Shane Mooney zufolge in den Finessen von Bruststimulation, Cunnilingus und hinausgezögerter Ejakulation unterrichtet werden, um ihren zukünftigen Partnerinnen Lust bereiten zu können, ist unsere westliche Erziehung in dieser Hinsicht leider unvollständig. Als Shere Hite eine Umfrage zu den Oraltechniken von Männern durchführte, beklagte sich der Großteil der Frauen darüber, dass ihre Partner zu grob, zu ungeduldig, zu schnell, zu langsam seien, das Ziel verfehlten oder den Rhythmus zur falschen Zeit änderten. Eine Frau bemerkte sogar: »Ich habe das Gefühl, er wolle meine Klitoris ausradieren.«

Also wirklich!

Doch viele Frauen wissen nicht, dass Männer sich nach Feedback und Anleitung sehnen. Sie wünschen sich Instruktionen, aber die Kommunikation in Sachen Sex ist nicht einfach, und in der Hitze des Augenblicks finden wir oft nicht die richtigen Worte. Sally Tisdale stellte in ihrem Buch *Talk Dirty to Me – Eine intime Philosophie des Sex* fest: »Wir können nicht richtig erklären, wie Erregung sich anfühlt, was ein Orgasmus ist, und je näher er heranrückt, desto weniger Wert haben Worte und desto unfähiger werden wir, Sprache zu benutzen.«

So wenden wir uns Sexbüchern und Zeitschriften oder, schlimmer noch, schäbigen Pornofilmen und Gesprächen unter Männern zu. Die meisten Bücher über Sex lesen sich wie eine Enzyklopädie – von jedem etwas, aber nicht genug über die Details. Die Betonung liegt auf Bandbreite, ohne dass man tiefer ginge, und Cunnilingus erhält *bestenfalls* genauso viel Aufmerksamkeit wie die anderen Themen. Wenn es um technische Einzelheiten geht, bieten die meisten Bücher nur ein paar knappe Seiten, und fast alle beschreiben Cunnilingus als einen Aspekt des Vorspiels und nicht als einen in sich vollständigen Prozess. Sie ähneln dicken Kochbüchern, die sich in jeder Kategorie auf ein paar Rezepte beschränken. Doch Cunnilingus ist ein eigenes komplettes Mahl, und es gibt Hunderte, wenn nicht Tausende von einzigartigen Möglichkeiten, es zu genießen.

Aufgepasst, Männer!

Obwohl *Mehr Lust für sie* für alle Leser – Hetero- oder Homosexuelle, männlichen oder weiblichen Geschlechts – nützlich ist, die mehr über den weiblichen Orgasmus lernen und erfahren wollen, wie dieser beständig durch einfallsreiche Oraltechniken stimuliert werden kann, wurde das Buch in erster Linie für die Herren der Schöpfung geschrieben, die wissen wollen, wie sie zu besseren, sensibleren Liebhabern werden können, und für die Frauen in ihrem Leben, die sich darauf freuen, daraus Gewinn zu ziehen.

Tatsächlich unterscheiden Frauen und Männer sich stark darin, wie sie Dinge über Sex lernen. Im Kinsey-Report, einer berühmten Untersuchung des menschlichen Sexuallebens, hieß es 1953: »Es ist offensichtlich, dass weder junge Mädchen noch ältere Frauen ihre sexuellen Erfahrungen so offen diskutieren, wie Männer es tun.« Seitdem hat sich viel geändert. In einem aktualisierten Kinsey-Report über »sexuelle Bildung« aus dem Jahre 1990 bemerken die Autoren, dass Frauen im Alter von 18 bis 29 Jahren in Bezug auf Kenntnisse im sexuellen Bereich mehr wussten als gleichaltrige Männer. Die Autoren führten die Unterschiede auf »die wachsende Überzeugung der Frauen« zurück, »dass sie ein Recht auf Informationen und zugängliche Veröffentlichungen über die weibliche Gesundheit haben«. Es scheint, dass sowohl die Frauenbewegung als auch die Safer-Sex-Bewegung mit ihrer Klarheit und Offenheit in den letzten 50 Jahren viel zur Erziehung der Frauen in Bezug auf den weiblichen Körper und Sexualität beigetragen haben.

Doch wie sieht es bei den Männern aus?

In meinen Untersuchungen und Gesprächen musste ich feststellen, dass Frauen im Allgemeinen mehr über Sex wussten und eher gewillt waren, sexuelle Dinge frei und offen zu diskutieren. Bei der Beschreibung sexueller Aktivitäten, vor allen Dingen Cunnilingus, waren sich Frauen der qualitativen Aspekte sehr viel stärker bewusst, was auch für die technischen Details im Zusammenhang mit ihrer sexuellen Reaktion gilt. Frauen betonten die Bedeutung von persönlichen Erfahrungen beim Wissenserwerb, bestätigten aber auch, dass ein Großteil der Informationen über Sexualität von Freundinnen und Eltern sowie aus Büchern, Zeitschriften und dem Internet stammten.

Die Männer andererseits waren in Bezug auf sexuelle Dinge nicht so kenntnisreich und beschrieben Aktivitäten wie Cunnilingus eher in technischen, objektivierenden Einzelheiten. Die Männer gaben auch zu, dass sie sich stärker auf Pornografie und Erfahrungen aus erster Hand verließen, wenn es darum ging, Informationen zur weiblichen Sexualität zu erhalten. Sie fühlten sich sehr viel unwohler dabei, sich Rat zu heiklen und sensiblen Themen bei Eltern und Freunden zu holen.

Was kann der Mann also tun, wenn er spezifische, akkurate Informationen darüber sucht, wie der sexuelle Reaktionsprozess der Frau stimuliert werden kann? Die Medien bombardieren uns tagtäglich mit Sex, aber es finden sehr wenige allgemeine Diskussionen über die menschliche Sexualität statt, und noch weniger zielen speziell auf die Männer ab. Ironischerweise erklärten einige Männer, mit denen ich sprach, dass die Fernsehserie *Sex and the City* mit ihren offenen Diskussionen über oralen Sex, Orgasmen und andere Themen eine Hauptinformationsquelle über die sexuellen Einstellungen und Wünsche von Frauen sei. Andere gestanden, dass Frauenzeitschriften wie *Cosmopolitan*, die sie insgeheim lasen, für sie aufschlussreich waren und sie dort eine Qualität der Information fanden, die in den Zeitschriften für Männer fehlte.

Ein Mann fasste es so zusammen: »*Cosmopolitan* und *Glamour* sind in Bezug auf Sex und Beziehungen viel spezifischer als Männerzeitschriften wie *Playboy* und *Maxim*, in denen ständig über Sex, aber nicht über Sexualität geredet wird. Sie sind eher ›eroberungsorientiert‹, statt Rat zu geben, und konzentrieren sich zu sehr auf technische Spielereien, Gewichtheben und eine erfolgreiche Karriere. *Men's Health* ist niveauvoller, aber es ist halt nur eine Zeitschrift unter vielen, und selbst dort geht es eher darum, perfekte Bauchmuskeln zu bekommen, als detaillierte Sexualberatung zu geben.«

Unglücklicherweise leiden sowohl Männer *als auch* Frauen unter diesem Mangel an genauer Information, sodass Männer ihre Zunge wie Pornostars bewegen, sexuelle Stellungen einnehmen, die wenig mit der Stimulation der Klitoris zu tun haben, und im Allgemeinen keine Vorstellung von der weiblichen Anatomie und dem sexuellen Reaktionsprozess haben.

Wenn es darum geht, die »Grammatik« des oralen Sex zu meistern, brauchen wir mehr als ein paar zufällige Tipps aus der neuesten Ausgabe von *Cosmopolitan* oder *Maxim*. Wir brauchen ein echtes Regelwerk wie es *Elements of Style* bietet: fokussiert, prägnant, mit Techniken, die Sinn ergeben, Erläuterungen, die aufschlussreich sind, und mit Methoden, die wirklich funktionieren – ein Buch, das uns dazu inspiriert, unsere eigene, einzigartige Stimme und unseren Sinn für Stil zu entwickeln. *Mehr Lust für sie* ist dieses Buch.

Egal, ob Sie gerade erst den Weg eines *kliterarischen* Lebens einschlagen oder bereits ein echtes Mitglied der *Kliteraten* sind, sollten Sie sich auf das Erlernen der Grammatikregeln vorbereiten und diese mit viel Stil einsetzen.

Warum ich dieses Buch geschrieben habe

Meine eigene Erziehung zum »Cunnilinguisten« begann mit einer sexuellen Dysfunktion – ein sich lang dahinziehender Kampf mit der vorzeitigen Ejakulation. Ich war ein hoffnungsloser Fall. Schon der Anblick eines nackten weiblichen Körpers konnte dazu führen, dass ich die Kontrolle verlor, und das Vorspiel führte schnell zum Ende des Spiels. In der Sprache der Liebe brachte ich nicht mehr als die erste Silbe hervor. Ich war mir sicher, dass die Inschrift auf meinem Grab folgendermaßen aussehen würde: »Er kam. Er sah. Und dann kam er wieder.«

Später lernte ich durch das Studium der Schriften des bahnbrechenden Sexualforschers Alfred Kinsey, dass der typische Mann penetrierende Stoßbewegungen im Durchschnitt etwa zweieinhalb Minuten lang durchhält. Das bot mir einen gewissen Trost, aber damals fühlte ich mich schrecklich allein gelassen. Ich fragte mich oft, warum ich »biologisch dazu verflucht« war, so schnell zum Orgasmus zu kommen. Waren es die rudimentären Überreste des evolutionären Kampfes der natürlichen Auslese, als der Mann seinen Samen schnell verbreiten musste, um sicherzugehen, dass sich sein genetisches Material fortpflanzte? Hätte Charles Darwin mir gesagt, dass das, was ich als quälende Schwäche empfand, eigentlich ein Wettbewerbsvorteil im Kampf um das Überleben des Stärksten war? Vielleicht, aber ich empfand es eher als unglückliches Dahinvegetieren.

Heute bin ich davon überzeugt, dass einer der Hauptgründe für die vorzeitige Ejakulation in schlechten Masturbationsgewohnheiten zu suchen ist – wie Jungen lernen, es schnell, verstohlen und umgeben von Tabus und Geheimnistuerei zu tun, statt darin unterrichtet zu werden, es *richtig* zu machen. Es dauert nicht lange, und der junge Mann ist darauf programmiert, sein Vergnügen schnell zu suchen, und wir alle wissen, dass man schlechte Gewohnheiten nur schwer wieder loswird. Wenn mir vielleicht jemand frühzeitig gesagt hätte, ich sollte beim Masturbieren an den Orgasmus der Frau denken und nicht an den eigenen, wären mir Jahre der Verzweiflung erspart geblieben.

Ich war in sexueller Hinsicht ein Krüppel, und oraler Sex wurde meine Krücke. Wenn ich eine Frau nicht mit dem Penis befriedigen konnte, gelang mir dies mit dem Mund! Ich erinnere mich noch gut an all die Ängste, Vorurteile und Fehler während meiner frühen Erfahrungen in der Collegezeit. Meine ersten Vorstöße in die Welt des Cunnilingus ähnelten denen vieler Männer – zögerlich, vorsichtig, hin und wieder ein paar Leckbewegungen in unteren Gefilden. Ich lernte durch Probieren, aber erkannte schließlich, dass Cunnilingus mehr als nur ein launenhafter oder optionaler Aspekt des Vorspiels ist, sondern vielmehr das *Hauptspiel*. Es war ein wesentlicher Prozess – mit Anfang, Mitte und Ende –, um eine Frau durch die vielen Stadien der Erregung zu leiten, die schließlich im Höhepunkt kulminierten. Cunnilingus ermöglichte es mir nicht nur, einer Frau umfassend Lust zu bereiten – ich musste mir beim Sex nun auch keine Sorgen mehr machen und konnte ihn stattdessen genießen. Auf diese Weise konnte ich meine Angst ablegen, mehr Selbstkontrolle entwickeln und insgesamt ein besserer Liebhaber werden. Cunnilingus rettete sozusagen mein Sexualleben, und wenn ich an all die Depressionen und den Kummer denke, die ich aufgrund meines Kampfes mit der vorzeitigen Ejakulation hatte, kann ich durchaus behaupten, dass Cunnilingus mein *ganzes* Leben gerettet hat.

Ich werde nie das erste Mal vergessen, als ich eine Frau mit der Zunge zum Orgasmus brachte. Es war ein Wendepunkt. Ich fühlte mich wie einst der Schriftsteller E. B. White. In seinen Erinnerungen an die ersten Jahre als Schriftsteller in New York beschreibt er, wie es sich anfühlte, sich in einem Restaurant in der 14. Straße zum Abendessen hinzusetzen, die Post durchzusehen und den ersten Scheck für einen Zeitschriftenartikel zu entdecken, den er geschrieben hatte: »Ich kann mich noch an dieses Gefühl erinnern – dass ich es geschafft hatte, dass ich endlich ein Profi war. Es war ein gutes Gefühl, und ich genoss das Essen.«

Dem kann ich nur zustimmen.

Heute bin ich glücklich verheiratet und kann mit Erfolg lieben, aber ich glaube noch immer von ganzem Herzen an den »Weg der Zunge«. Sie ist einfach das für diese Aufgabe am besten geeignete Instrument. Darüber hinaus glaube ich, dass Cunnilingus der intimste, respektvollste und lohnendste Sexualakt ist, dem ein Mann sich hingeben kann. Auch Sally Tisdale schreibt, dass »oraler Sex möglicherweise der stärkste Sexualakt überhaupt ist. Er ist ein Akt der Macht, die aus der verletzbarsten Art von Intimität herrührt.«

Manche bezeichnen oralen Sex als »Mundmusik«, und was mich als Musiker betrifft, bin ich auf dem besten Weg, Perfektion zu erreichen. Aber erst als ich meine Frau kennen lernte, fand ich meine Stradivari – einzigartig, schön und unbezahlbar. Wenn sie meine Violine ist, so bin ich ihr Bogen.

Ich möchte Sie dazu ermutigen, ebenfalls Ihre Stradivari zu finden. Und wenn Sie sie gefunden haben, sollten Sie sie schützen, verehren und ihr treu bleiben, denn dann werden Sie in der Lage sein, sie wie ein Meister zu spielen.

Auch wenn ich allgemeine Techniken vorstelle, ist doch jede Frau anders, und beim Cunnilingus geht es letztendlich um den ultimativen Akt von Kennerschaft und Geben. Das soll nicht heißen, dass man nicht auch durch Zufall viel Spaß haben kann, aber solche Unternehmungen sind nichts anderes als die Beschäftigung mit der Technik ohne weiteren Zweck – Pyrotechnik anstelle von echtem Feuerwerk. Toller oraler Sex bedeutet, dem Rhythmus dessen, was geschieht, zu vertrauen, und sich in einer tieferen, instinktiveren Zone des Ichs zu entspannen. Es ist der gegenseitige Prozess des Loslassens und das Eingehen einer Bindung auf allen Ebenen. Man kann nichts vortäuschen. Man muss mehr sein als nur ein Techniker. Der Cunnilinguist muss die Technik mit all seinen Sinnen und seiner Phantasie erfüllen. Er muss präsent und wirklichkeitserfüllt, er muss mit Körper, Kopf und Geist dabei sein.

E. B. White sagte in einem Interview: »Stil resultiert eher daraus, wie ein Mensch ist, und weniger aus dem, was er weiß. Aber es kann auch ein Vorteil sein, sich einige Hinweise geben zu lassen.«

Mit dieser Anmerkung im Hinterkopf wollen wir uns ans Werk machen.

Teil I

Die Elemente sexuellen Stils

»Wir wollen hier handeln, indem wir der Sache gemäß zuerst das untersuchen, was das Erste ist.«

ARISTOTELES, *Poetik*

Sie kommt zuerst: Höflichkeit zählt

Ladys first, meine Herren. Wenn es darum geht, eine Frau zu befriedigen, bringt ein wenig altmodische Ritterlichkeit sehr viel.

Wenn Sie meinen, dass solcher Art Höflichkeit zu viel Bedeutung beigemessen wird, sollten Sie an Lorena Bobbitt denken, die während der Befragung durch die Polizei, warum sie den Penis ihres Mannes abgeschnitten habe, erklärte: »Er hat jedes Mal einen Orgasmus und wartet nicht auf mich. Das ist unfair.«

Muss ich noch mehr sagen?

Männer sind auf Effizienz ausgelegt. Wir werden leicht erregt, es ist ein recht unkomplizierter Prozess, und wir kommen meistens nur einmal, bevor wir eine »Erholungspause« brauchen (wozu wir uns meistens im Bett umdrehen und zu schnarchen beginnen). Und abhängig von Ihrem Alter kann diese Periode von ein paar Minuten bis zu ein paar Tagen dauern.

Es ist eine einfache Tatsache, dass Männer leicht einen Orgasmus bekommen. Masters und Johnson bezeichneten dies als »Unausweichlichkeit der Ejakulation«, und der verstorbene Alfred C. Kinsey, der Tausende zu ihrem Sexualleben interviewte und damit Berühmtheit erlangte, behauptete, dass

75 Prozent der Männer innerhalb von zwei Minuten ejakulieren.

Doch was den weiblichen Orgasmus angeht, ist nichts unausweichlich. Sally Tisdale bemerkte:

> *»Die männliche Sexualität scheint sich fundamental von der meinen zu unterscheiden, weil nichts anderes beteiligt sein muss als die Spitze und der Schaft des Penis, kein anderer Körperteil muss belästigt, berührt, entkleidet oder besudelt werden ... ich hatte immer das Gefühl, dass sich der männliche Orgasmus praktisch aus dem Nichts heraus entlädt und unendlich eher bereit und gewillt ist als der meine.«*

Der weibliche Orgasmus ist eine kompliziertere Angelegenheit, und es dauert während einer sexuellen Begegnung viel länger, ihn auszulösen. Speziell der erste Orgasmus der Frau ist der schwierigste, und er erfordert beständige Stimulation, Konzentration und Entspannung. Es dürfte daher nicht überraschen, dass laut einer Erklärung von Forschern der University of Chicago 1994 in einer Umfrage *(Sex in America Survey)* Männer den Orgasmus sehr viel beständiger erreichen als Frauen, und dass drei Viertel der Männer, aber weniger als ein Drittel der Frauen immer einen Orgasmus erleben. Weniger als ein Drittel! Das heißt, dass durchschnittlich zwei von drei Frauen beständig der Höhepunkt verweigert wird – ein guter Grund, das Besteck zu verstecken.

Eine bittere und grausame Ironie scheint sich hinter dem Erregungsprozess zu verbergen: dass die Frau mit ihrer einzigartigen Sexualität – sie verfügt über eine Klitoris, ein Organ, das ausschließlich der Erzeugung von Lust dient, und über die Fähigkeit, während einer einzigen sexuellen Begegnung mehrere Orgasmen zu erleben – so oft erleben muss, dass dieses riesige Potenzial für lodernde Ekstase lediglich vor sich hin glimmt, weil das Streichholz, das die Glut zum Entflammen bringen könnte, fehlt.

Viele Männer sagen, dass das Streichholz an sich nicht das Problem, sondern die Zündschnur der Frauen zu lang sei. Vielleicht haben sie Recht, doch dann stellt sich die Frage, wie lang zu lang ist. Untersuchungen wie die von Kinsey sowie Masters und Johnson kamen zu dem Schluss, dass bei jenen Frauen, deren Partner 21 Minuten oder länger für das Vorspiel aufwendeten, nur 7,7 Prozent nicht jedes Mal zum Höhepunkt kamen. Das ist eine Verschiebung von tektonischem Ausmaß – von zwei von drei Frauen, die *nicht* in der Lage waren, einen Orgasmus zu erleben, zu neun von zehn Frauen, die befriedigt wurden. Und es ist alles nur eine Sache von Minuten!

> »Das Männliche ist vom Yang.
> Yang aber ist rasch zu erregen und weicht genauso rasch zurück.
> Das Weibliche ist vom Yin.
> Yin aber ist langsam zu erregen und genauso langsam zu sättigen.«
>
> WU HSIEN, taoistischer Meister

Wenige weltbewegende Probleme können mit nur 20 Minuten Aufmerksamkeit – wenn überhaupt – gelöst werden, und hier, in der komplexen soziopolitischen Landschaft des Schlafzimmers, bietet sich die Gelegenheit, bilaterale Befriedigung zu schaffen. Wenn man es im Kontext des sexuellen Friedens und der Gleichberechtigung sieht: Sind 20 Minuten konzentrierter Aufmerksamkeit, *die angemessen angewendet wird*, denn wirklich zu viel, speziell, wenn es darum geht, Ihr Sexualleben zu retten?

Wählen Sie den Weg des echten Gentlemans: Schieben Sie Ihr Vergnügen hinaus. So schrieb schon Sir Thomas Wyatt, der Vater des englischen Sonetts: »Die Geduld sei mein Lied.«

> »Ich bringe meine Freundin gern zum Orgasmus. Ich liebe alles daran – den Aufbau von Spannung und die Wogen des Vergnügens, die Hingabe an die Ekstase, den vorübergehenden Verlust des Ichs. Und es törnt mich noch mehr an zu wissen, dass ich dies bewirkt habe.«
>
> DAVID, 27

Eine Frau zum Orgasmus zu bringen ist belebend und befreiend. Wenn sie zuerst kommt, werden Sie Angst und Druck los. Sie werden ermutigt und befähigt, die Befriedigung, die Sie erwartet, mit Begeisterung zu verfolgen – ein Höhepunkt, der sehr viel besser sein wird, weil er hinausgezögert wurde.

Welch größere Belohnung könnte sich ein Mann wünschen?

Die Klitoris: die kleine allmächtige Maschine

Einbildung: Die Klitoris ist »ein winziger Liebesknopf«, »eine kleine rosafarbene Perle«, »so klein wie eine Erbse«, »eine Knospe«, »eine kleine Nuss«, »eine Spitze«, »ein Knopf«, »ein winzig kleiner Penis«.

Wirklichkeit: Hinter der Klitoris verbirgt sich mehr, als auf den ersten Blick erkennbar ist. Sehr viel mehr. Verwechseln Sie die Krone unter der Vorhaut (die »Spitze«) nicht mit der ganzen Klitoris. Wie wir sehen werden, ist dies nur die Spitze des Eisbergs, eine verlockende Andeutung unsichtbarer Quellen der Lust.*

Ähnlich wie eine griechische Säule besteht die Klitoris aus drei Komponenten – einer Spitze, einem Schaft und einem Fundament –, die sich durch den Beckenbereich erstrecken,

* Es sollte darauf hingewiesen werden, dass in der medizinischen und wissenschaftlichen Gemeinschaft die Anatomie der weiblichen Klitoris noch immer diskutiert wird. Obwohl es noch Traditionalisten gibt, die behaupten, die Klitoris bestehe nur aus der Spitze, gibt es auch eine fortschrittlichere und in weiten Kreisen akzeptierte Sichtweise, die unter anderem auf den Forschungen von Pionieren wie Masters und Johnson, Mary Jane Sherfey und der Federation of Feminist Women's Health Centers aufbaut. Diese Sichtweise, die auch in diesem Buch vertreten wird, geht davon aus, dass es sich bei der Klitoris um ein komplexes Organsystem handelt, das dem männlichen Penis entspricht.

wobei die sichtbaren Strukturen den gesamten Vulvabereich umfassen und verborgene Teile im Vaginalbereich vorhanden sind. In ihrem bahnbrechenden Werk *A New View of a Woman's Body. A Fully Illustrated Guide* identifizierte die Federation of Feminist Women's Health Centers 18 Strukturen im Klitorisnetzwerk, von denen einige sichtbar und einige verborgen sind.

Mit über 8000 verfügt die Klitoris über mehr Nervenfasern als jeder andere Teil des menschlichen Körpers und steht im Wechselspiel mit den 15 000 Nervenfasern, die den gesamten Beckenbereich durchziehen. Diese weitläufige erogene Landschaft pulsiert sozusagen vor potenzieller Lust. Die Wissenschaftsautorin Natalie Angier beschrieb das Klitorisnetzwerk folgendermaßen: »Nerven sind wie Wölfe oder Vögel; wenn einer zu heulen beginnt, stimmt die gesamte Nachbarschaft mit ein.« Stellen Sie sich also die Klitoris nicht mehr als kleine Beule vor, sondern als komplexes Netzwerk, als einen Palast der Lust, das Xanadu, das der weiblichen Sexualität zugrunde liegt.

Denn sie ist all das und mehr. Wenn die Klitoris bei sexueller Erregung durch die stärkere Versorgung mit Blut anschwillt, wird sie genau wie der Penis größer. Tatsächlich entsteht die Klitoris aus demselben Embryonalgewebe wie der Penis und kann Punkt für Punkt mit den männlichen Genitalien verglichen werden. Anders als der Penis, der für die Fortpflanzung und die Entfernung von Abfallprodukten verantwortlich ist, dient die Klitoris allein der Lust und verleiht der Frau »eine unendlich größere Kapazität für sexuelle Reaktionen, als der Mann sich je erträumen könnte« (Masters und Johnson). Der griechischen Mythologie zufolge suchten Zeus und Hera den Hermaphroditen Tiresias auf, um festzustellen, ob Männer oder Frauen mehr Lust beim Sex erleben. Tiresias erwiderte: »Wenn die ganze Lust zehn ist, so ist die Lust der Frau beim Beischlaf neun, und die Lust des Mannes ist eins.«

Wie Christoph Kolumbus seine Reise ins Unbekannte wird die Erforschung des Klitorisnetzwerks Sie zur Entdeckung einer ganzen neuen Welt führen. Geografiekenntnisse können dabei sehr nützlich sein. Die Erde ist nicht flach, und die Klitoris ist kein Liebesknopf. Wenn Sie Ihre Landkarten kennen, wissen Sie, dass jede Reise einzigartig ist.

Suchen Sie nicht nur nach ihrem Schatzkästchen

Wenn Männer am Stammtisch über Sex reden, geht es dabei meistens um die Penetration, wobei sie Adjektive wie »hart« und »tief« verwenden, als handle es sich bei der sexuellen Lust um etwas, das tief in der weiblichen Gebärmutter vergraben ist, ein Goldklumpen, der mit dem starken männlichen Werkzeug gerammt, geschubst und befreit werden muss.

Nur selten sagt ein Mann: »Ich habe sie so fein und leicht wie eine Feder geliebt«, »Ich habe ihre Vulva mit den zarten Flügeln eines Schmetterlings berührt«, »Ich habe sie kaum berührt, als sie einen Wahnsinnsorgasmus hatte!« Und doch wären solche Beschreibungen angemessener, da die inneren zwei Drittel der Scheide sehr viel weniger empfindsam sind als das äußere Drittel. Anlässlich einer Reihe von Experimenten bat Dr. Kinsey fünf Gynäkologen, die Genitalien von fast 900 Frauen zu untersuchen, um herauszufinden, welche Bereiche am empfindsamsten sind: »Die Scheidenwände tief im Inneren weisen nur wenige Nervenenden auf und sind ziemlich unempfindlich, wenn sie gestreichelt werden oder leichter Druck auf sie ausgeübt wird.« Doch wenn die Klitoris leicht berührt wurde, waren sich 98 Prozent der Frauen dessen bewusst.

Die Überlegenheit der Klitoris gegenüber der Scheide hinsichtlich der Stimulierung der weiblichen sexuellen Reaktion reicht aus, um bei vielen Männern Panik auszulösen, sodass sie sich die Frage nach dem Sinn des Lebens oder zumindest nach dem Sinn des Penis stellen. Doch auch wenn dies schwierig sein mag, sollte man das Konzept der Fortpflanzung von dem der sexuellen Lust trennen: Der Penis mag aufgrund seiner bequemen Passform für die Scheide eine wesentliche Rolle bei der Fortpflanzung spielen, was jedoch nicht heißt, dass er das ideale Instrument für die Befriedigung der Frau ist.

Diese Sichtweise ist nicht sehr populär, da sie praktisch die Grundlage in Frage stellt, auf der die Wahrnehmung von Sexualität durch die Gesellschaft beruht. Sie zieht den Rang des Geschlechtsverkehrs als grundsätzliches Paradigma für die Entwicklung eines Modells für gegenseitige Lust in Zweifel. Angefangen beim Verlust der Jungfräulichkeit, über die Erfüllung einer Beziehung bis hin zum gleichzeitigen Orgasmus hat unsere Kultur die genitale Penetration als das Ein und Alles heterosexueller Beziehungen zum Heiligtum erklärt.

Die Vorstellung, dass der genitalen Penetration viel zu viel Bedeutung beigemessen wird, mag eine bittere Pille sein, speziell für jene Männer, deren sexuelle Selbstachtung auf der Bedeutung ihres Penis bei der Stimulierung weiblicher Lust beruht. Wie wir bald sehen werden, besteht die »Klitorisablehnung« in unserer Kultur schon sehr lange. Sie geht auf Freud zurück und ist eine im kollektiven Bewusstsein so stark verankerte Denkweise, dass selbst Frauen eher ihre natürlichen Instinkte, Reaktionen und die Empfindungen des eigenen Körpers in Frage stellen oder unterdrücken – oder den Orgasmus vortäuschen –, statt konventionelle Weisheiten in Frage zu stellen oder eine Verletzung des männlichen Egos zu riskieren. Es sollte daher nicht weiter verwundern, dass der Autorin Lou Paget zufolge die häufigste von Leserinnen an die *Cosmopolitan*-Redaktion gesendete Frage lautet, was eine Frau tun könne, um beim direkten Geschlechtsverkehr zum Orgasmus zu kommen. Hier eine einfache Antwort: Sehen Sie vom Geschlechtsverkehr ab. Oder machen Sie ihn zum Teil eines größeren Ereignisses und nicht zum Ereignis an sich.

Die Pille muss nicht bitter sein, und wenn sie erst einmal geschluckt wurde, kann sie ungeheuer befreiend wirken. Wenn wir wissen, wie man die sexuellen Reaktionen bei der Frau erkennt und wie man damit umgeht, wenn wir die Rolle der Klitoris bei der Stimulation dieses Prozesses verstehen, dann wird Sex einfacher und lohnender, und wir werden gezwungen, Lust nicht nur mit dem Penis, sondern mit unseren Händen und dem Mund, mit Körper und Geist zu verschaffen. Wenn wir den Geschlechtsverkehr nicht mehr in den Mittelpunkt stellen, öffnen wir uns gegenüber neuen, kreativen Möglichkeiten beim Erleben sexueller Lust, Möglichkeiten, die wir vielleicht nicht als besonders maskulin erachten, die es uns aber letztendlich ermöglichen, mehr Mann zu sein. Sex ist nicht mehr vom Penis abhängig, und wir können all die üblichen Ängste in Bezug auf Größe, Durchhaltevermögen und Leistung vergessen. Wir sind frei, mit unserem ganzen Ich zu lieben.

Der weibliche Orgasmus: einfach ist am besten

In der Märchenwelt der weiblichen Sexualität wird viel Wirbel um die Unterschiede zwischen Klitoris-, G-Punkt- und gemischtem beziehungsweise vaginalem Orgasmus gemacht. Der Klitorisorgasmus wird oft als schnell und flach kritisiert, während die anderen als ernsthafter und substanzieller beschrieben werden. Doch ein kurzer Blick auf die Anatomie offenbart, dass *alle* Orgasmen ihren Ursprung in der Klitoris haben. Die Klitoris ist das sexuelle Epizentrum, ein »orgasmisches Maschinenhaus«, dem keine Empfindung verborgen bleibt. Über den berüchtigten G-Punkt, den Bereich aus weichem Gewebe im unteren Scheidenbereich, schreibt Natalie Angier: »Die Wurzeln der Klitoris verlaufen tief und können wahrscheinlich durch Bewegungen von hinten gekitzelt werden. Anders ausgedrückt: Der G-Punkt ist möglicherweise nichts anderes als die Rückseite der Klitoris.«

Was den vaginalen Orgasmus und genussvolles Stöhnen während der Penetration angeht, muss ich die Seifenblasen Ihrer Hoffnungen leider zum Platzen bringen, meine Herren: Obwohl wir gerne glauben, dass diese Empfindungen unerträglicher Ekstase aus den Tiefen der weiblichen Scheide kommen, hervorgerufen durch die Kraft und Reichweite unserer gewaltigen Stoßbewegungen, werden sie tatsächlich

»durch Druck auf die Teile der Klitoris verursacht, die die Scheidenöffnung umgeben«, von der Autorin Rebecca Chalker als »Klitorismanschette« bezeichnet. Wenn dieser empfindsame Bereich erregt wird und sich mit Blut anfüllt, bildet sich ein hufeisenförmiger Bogen an der Scheidenöffnung, der Druck auf den männlichen Penis ausübt und damit eine wesentliche Rolle bei der Stimulation des Mannes spielt. In gewisser Weise hängt daher die Stimulation sowohl des weiblichen *als auch* des männlichen Orgasmus von der Klitoris ab.

Wenn Sie noch immer ein ungläubiger Thomas sind und sich von Ihrer vaginalen Fixierung nicht befreien können, sollten Sie sich Folgendes vor Augen führen: Schätzungsweise eine von 5000 Frauen leidet unter einem ungewöhnlichen Geburtsfehler, der als vaginale Agenese bezeichnet wird. Diese Frauen werden praktisch *ohne* Scheide geboren, während die äußeren Geschlechtsorgane einschließlich der inneren und äußeren Schamlippen normal entwickelt sind. Diese Frauen können oft ohne operative Eingriffe oder intensive medikamentöse Therapie nicht schwanger werden, doch sie sind *in der Lage, sexuelle Lust und Orgasmen zu erleben* – denn obwohl sie keine Scheide haben, verfügen sie über eine voll funktionsfähige Klitoris. Leider kann dasselbe nicht von Frauen behauptet werden, die der Brutalität einer Klitoridektomie unterworfen waren. Diese schmerzhafte Verstümmelung, oft als weibliche Beschneidung bezeichnet, wird noch heute in einigen Kulturen praktiziert und sorgt dann fast immer für die permanente Entstellung und Traumatisierung der Frau. Ohne Klitoris ist sie nicht in der Lage, Sex zu genießen.

Diese beiden Beispiele zeigen, dass selbst wenn man den vaginalen und G-Punkt-Orgasmus für völlig eigenständige orgasmische Erfahrungen hält, die Klitoris eindeutig der Initiator oder Katalysator für die sexuelle Reaktion ist. Es ist zwar möglich, einen Klitorisorgasmus ohne Vorhandensein einer Scheide zu erleben, aber es ist praktisch unmöglich, einen vaginalen oder G-Punkt-Orgasmus ohne Klitoris zu erleben.

Wenn wir also all die verschiedenen Begriffe und Arten des weiblichen Orgasmus, die immer wieder genannt werden, in Betracht ziehen, können wir die Sache vereinfachen, indem wir »Ockhams Rasiermesser« anwenden, das Prinzip, das im Mittelalter von dem Philosophen Wilhelm von Ockham geprägt wurde und allen wissenschaftlichen Modellen und Theorien zugrunde liegt: *Entia non sunt multiplicanda praeter necessitatem.* Übersetzung: »Wesenheiten soll man nicht über Gebühr vermehren.« Oder: »Einfach ist am besten.«

Wenn wir über die Natur eines Phänomens spekulieren (beispielsweise über den weiblichen Orgasmus), fordert uns dieser Grundsatz auf, Konzepte, Variablen oder Konstrukte zu eliminieren, die zur Erklärung des Phänomens nicht erforderlich sind. Dabei reduzieren wir Widersprüche, Zweideutigkeiten und Redundanzen sowie die Wahrscheinlichkeit, dass Fehler gemacht werden.

Es besteht also kein Grund, semantische Haarspaltereien zu betreiben, was die Identifizierung von Orgasmen betrifft. Die Klitoris schließt sie alle mit ein. Die Zunge ist viel besser zur Stimulation von Orgasmen geeignet als dazu, Zeit mit unterschiedlichen Benennungen zu verschwenden.

Die Zunge ist mächtiger als das Schwert

Unzählige Studien haben gezeigt, dass Frauen, die bei sexueller Aktivität vom Partner direkt an der Klitoris stimuliert werden, mit größerer Wahrscheinlichkeit beständig zum Höhepunkt kommen. Doch aufgrund ihrer Lage wird die Klitoris bei den meisten sexuellen Positionen (und speziell in der Missionarsstellung) nicht richtig stimuliert. Shere Hite kam daher zu dem Schluss, dass »Sex wirkungsvoll für den männlichen Orgasmus sorgt und ineffizient für den weiblichen«.

Wenn Sie eine Landschaft mit zarten, subtilen Aquarellfarben malen sollen, würden Sie dann einen weichen, flexiblen Pinsel oder eine große, unhandliche Farbrolle verwenden? Der weibliche Orgasmus ist komplex und oft schwer zu stimulieren, und viele Männer sind nicht in der Lage, ihren Penis mit ausreichender Präzision zu kontrollieren, um die Partnerin richtig durch die Erregungsstadien zu lenken. Mit dem Penis zu lieben ist wie der Versuch, mit einem dicken Marker-Stift kalligrafisch zu schreiben.

Die Zunge andererseits unterliegt Ihrer direkten Kontrolle, es gibt keinerlei zeitliche Beschränkungen, und sie kann mit fachmännischer Präzision manipuliert werden. Im Gegensatz zum Penis ist sie – hart oder weich – immer wirkungsvoll und überhitzt nie. Bei Verwendung der Zunge muss sich der

Mann nicht sorgen, dass er müde wird, noch muss er sich Gedanken um vorzeitige Ejakulation oder Impotenz machen. Er kann sich entspannen und den Akt des Gebens genießen.

Die Zunge mit ihren vielen Muskeln und Nerven, die von einer mit Tausenden von Geschmacksknospen versehenen Membrane zusammengehalten werden, ist das vielseitigste Sexualorgan, über das wir verfügen. Sie ist der einzige Muskel des Körpers, der nicht an beiden Enden befestigt ist. Die Zunge ist das Instrument, das es uns ermöglicht, viele Sprachen zu sprechen und speziell die Sprache der Liebe.

Doch das richtige Werkzeug ist erst ein Anfang; zusätzlich müssen Sie wissen, wie es eingesetzt wird. Viele Frauen beklagen sich voller Kummer über die oralen Techniken der Männer: den Mangel an beständigem, rhythmischem Druck, ihre Grobheit, den wilden Ansturm auf die Klitoris. So schrieben Strunk und White in *Elements of Style*: »Man übertreibe nicht ... eine einzige Übertreibung, egal, wo sie vorkommt, schwächt das Ganze ab.«

Leider beklagen sich auch viele Frauen über die Einstellung der Männer zum Cunnilingus: Letztere sind dabei oft zimperlich und zögerlich, übereifrig, ungeduldig, sogar ungehalten. Und viele Männer führen das, was sie angefangen haben, nicht zu Ende. In *Hite-Report. Das sexuelle Erleben des Mannes* erklärte die Autorin, dass die meisten Männer Cunnilingus zwar genießen, aber nur eine kleine Minderheit so lange damit fortfährt, bis die Partnerin zum Orgasmus kommt.

Die meisten Männer betrachten Cunnilingus als Aspekt des Vorspiels, als Appetithappen, der vor der Hauptmahlzeit des Geschlechtsverkehrs serviert wird. Doch die Autorin Paula Kamen schrieb: »Laut einer Untersuchung von sexuell kenntnisreichen und erfahrenen Frauen, die einen Vibrator verwenden, ist oraler Sex die häufigste Art von Stimulation, die normalerweise oder immer einen Orgasmus auslöst.«

Vielleicht sollten wir daher ein anderes Wort als »Vorspiel« finden, um die Bedeutung von Cunnilingus richtig einzuschätzen und zu würdigen. Wir brauchen eine Kategorie, die umfassender ist. Kamen zitiert einen Artikel in der Zeitschrift *Mademoiselle* aus dem Jahre 1996, in dem die Autorin Valerie Frankel den Begriff »außergenital« verwendet, um jene wichtigen, nicht genitalen Aktivitäten zu beschreiben, die häufig in die Rubrik des Vorspiels fallen: »Die Frau der neunziger Jahre ist keine zimperliche kleine Jungfrau. Wir haben jede Menge Geschlechtsverkehr und sind der Meinung, dass das Außergenitale viel besser ist.«

Unabhängig davon, wie wir Cunnilingus kategorisieren, müssen wir uns bewusst sein, dass es sich um einen vollständigen Prozess handelt, der die Frau durch die ganze Skala der sexuellen Reaktionen führt. Später, in Teil II, wird Cunnilingus als *Hauptspiel* bezeichnet – als Mittelpunkt des »Spielprozesses« –, wobei Vorspiel jene Aktivitäten umfasst, die vor dem ersten »genitalen Kuss« stattfinden.

Fachmännischer Cunnilingus erfordert das Erlernen der entsprechenden Techniken (beispielsweise durch das Lesen des vorliegenden Buches und auch durch individuelles Experimentieren) und die anschließende, beständige Anwendung

Oraler Erfolg

In *Sex. A Man's Guide* kommen die Autoren zu folgendem Schluss: »Eine der größten Offenbarungen der Umfrage in der Zeitschrift *Men's Health* war die Anzahl von Männern, die erklärten, dass oraler Sex die beste Möglichkeit sei, bei den Frauen die ›Glocken zum Läuten zu bringen‹. Immer wieder hörten wir Dinge wie ›Oraler Sex ist die einzige Methode, mit der meine Frau zum Orgasmus kommen kann‹ oder ›Wenn ein Mann weiß, wie er hervorragenden oralen Sex machen kann, wird seine Partnerin jedes Mal zum Orgasmus kommen‹.«

dieser Techniken mit der entsprechenden Konzentration, Geduld und Liebe. Besonders wichtig dabei sind Respekt, Anteilnahme und das völlige Aufgehen in der erotischen Intimität des Augenblicks.

»Aus anatomischer Sicht befindet sich der Penis in einer schlechten Position, wenn es darum geht, eine Frau zum Orgasmus zu bringen. Es wäre viel besser, wenn Männer ihren Penis in Ruhe ließen, diesen unreifen Nervenfasern keinerlei Aufmerksamkeit schenken und sich stattdessen darauf konzentrieren würden, wie sie mit der Zunge einen Orgasmus stimulieren können.« (Tisdale)

Es hört sich komisch an, aber in gewisser Hinsicht *können* wir durch unsere Zunge zum Orgasmus kommen. Das soll nicht heißen, dass die Zunge Ersatz für den Penis ist – man könnte sie gewissermaßen als Ergänzung oder Erweiterung bezeichnen. Männer sagen oft im Scherz, dass sie zwei Köpfe haben, einen großen und einen kleinen, und dass die beiden oft im Widerstreit miteinander stehen. Wenn Sie jedoch beim Cunnilingus dem Augenblick vertrauen und sich gehen lassen, betreten Sie eine Zone, in der *beide* Köpfe in einem Prozess der Erregung vereint sind, der mit dem der Frau synchron verläuft. Sie werden mit sich selbst und Ihrer Partnerin eins.

Die innere Göttin

Stellen Sie sich einmal eine Welt vor, in der der weibliche Orgasmus zusammen mit dem des Mannes ein notwendiger und *wesentlicher* Teil des Fortpflanzungsprozesses ist: eine Welt, in der die Menschen sich nur dann fortpflanzen können, wenn *sowohl* Mann *als auch* Frau im Augenblick der Befruchtung einen Orgasmus erleben. In dieser bizarren Welt werden Männer nicht aufgrund ihrer Leistung beim Speerwerfen oder ihres eleganten Aussehens in einem Anzug als Partner gewählt, sondern weil sie in der Lage sind, ihre Partnerin beständig zum Höhepunkt zu bringen; nur jene Männer, die ihre eigene Lust als Teil der weiblichen Lust erleben können, werden von der Gesellschaft akzeptiert. Der Rest wird verbannt, ausgestoßen, an den Rand gedrängt.

Hört sich merkwürdig an, wie die Zutaten eines Margaret-Atwood-Romans oder eine nicht jugendfreie Episode von *Unbekannte Dimensionen*, doch tatsächlich glaubten Wissenschaftler, Ärzte und Philosophen noch im 18. Jahrhundert, dass der weibliche Orgasmus wesentlicher Bestandteil der Fortpflanzung sei. Natalie Angier schrieb dazu: »Die Menschen im Altertum sahen auch keinen Unterschied zwischen dem männlichen und weiblichen Vermögen, sexuelle Lust zu empfinden, und betrachteten den weiblichen Orgasmus als notwendig für die Empfängnis. Galen behauptete, dass eine Frau nicht schwanger werden könne, wenn sie keinen Orgasmus erlebe.«

Diese Art »nichtwissenschaftlichen« Denkens reicht Tausende von Jahren zurück, in eine Zeit vor dem Patriarchat, in ein Zeitalter des Matriarchats und der Anbetung von Göttinnen, als die weibliche Sexualität als lebensspendende Kraft verehrt und mit komplexen sexuellen Ritualen in Tempeln gefeiert wurde – mit zeremonieller Kleidung, Weihrauch, Dichtkunst, Musik, Festessen und Wein.

Wir nehmen es als gegeben hin, dass unsere Gesellschaft Sex als linearen Prozess definiert, der Vorspiel, vaginale Penetration und den männlichen Orgasmus umfasst. Und aufgrund seiner Rolle beim Fortpflanzungsakt ist der männliche Orgasmus beziehungsweise die Ejakulation der Inbegriff von Sex, wie ihn unsere Kultur definiert. Der männliche Orgasmus kündigt das Ende des Sexualaktes an, unabhängig davon, in welcher Phase der sexuellen Reaktion sich die Frau befindet, und ohne Rücksicht auf ihre angeborene Fähigkeit, multiple Orgasmen zu erleben. Der männliche Orgasmus ist *das* Ereignis schlechthin, das das Vorher und Nachher definiert. Der männliche Orgasmus ist unerlässlich und wird von der Gesellschaft hoch geschätzt, was auf den weiblichen Orgasmus nicht zutrifft.

Was ist geschehen? Selbst im Verlauf des 17. Jahrhunderts hielt die westliche Wissenschaft und Gesellschaft an einer »eingeschlechtlichen« Sichtweise der menschlichen Anatomie fest. Man glaubte, dass die Genitalien von Männern und

Die Ausnahme

Im ersten Absatz seines Essays »Die Funktionen und Störungen der Fortpflanzungsorgane« erklärte der bekannte viktorianische Arzt William Acton: »Ich sollte sagen, dass die Mehrzahl der Frauen (was für die Gesellschaft ein Glück ist) nicht sehr von sexuellen Gefühlen irgendwelcher Art belästigt werden. Was bei Männern Gewohnheit ist, ist bei Frauen nur die Ausnahme.«

Frauen ähnlich seien und auf ähnliche Weise funktionierten, um den Orgasmus auszulösen. Solange die eingeschlechtliche Sichtweise vorherrschte, war ein gewisses Verständnis für die weibliche Fähigkeit zur Lust vorhanden, auch wenn diese nicht immer respektiert wurde.

Rebecca Chalker, die Autorin des faktenreichen Buches *The Clitoral Truth*, schrieb hierzu, dass »die weibliche Sexualität als sehr verschieden von der männlichen wahrgenommen wurde – als zunehmend schwach und keusch und leidenschaftslos«, als sich die westliche Zivilisation (und die Unzufriedenheit der Frauen) im 18. und 19. Jahrhundert weiterentwickelte.

Chalker weiter: »Die Anatomen begannen, Teile der Klitoris dem Fortpflanzungs- oder Harnsystem zuzuordnen. Medizinische Illustrationen wurden zunehmend einfacher, und Teile der Klitoris wurden nicht mehr mit Namen bezeichnet. In der viktorianischen Zeit galt der Orgasmus, der zuvor als natürliche Komponente des sexuellen Repertoires der Frau akzeptiert worden war, als unnötig, ungehörig und vielleicht sogar ungesund für die Frau.«

Und dann kam – als gäbe es nicht schon genug Probleme mit der Klitoris – ein Psychoanalytiker mit einer dicken Zigarre daher (und manchmal ist eine Zigarre, unabhängig von ihrer Größe, wirklich nur eine Zigarre) …

Vermeiden Sie Freud

Sigmund Freud machte sich einen Namen, indem er die Klitoris dämonisierte und eine wahrhaft unglaubliche Sichtweise der weiblichen Sexualität formulierte. Freud verbreitete die Idee, dass die Klitoris eine unreife Quelle sexueller Lust sei, nur eine Abschussrampe für den »reiferen« vaginalen Orgasmus, der natürlich nur mit Hilfe des Geschlechtsverkehrs ausgelöst werden könne. Besonders tückisch ist dies angesichts der Tatsache, dass Freud recht klare Kenntnisse von der anatomischen Rolle der Klitoris hatte, als er seine Ideen verbreitete, und er es vorzog, seine persönlichen Urteile in Bezug auf die weibliche Sexualität statt das seinerzeitige wissenschaftliche Wissen zu verbreiten. Das heißt, er missbrauchte seine Stellung.

Freud degradierte die Klitoris und sorgte für den Aufstieg der Vagina, indem er den Klitorisorgasmus als »infantil« bezeichnete. Freud zufolge müssten erwachsene Frauen ihr Bedürfnis nach dem Klitorisorgasmus überwinden und den Wunsch nach Penetration entwickeln – ist der Penis nicht schließlich dazu da? Zum Penetrieren? Die weibliche Masturbation wurde kritisiert, weil sie eine Abhängigkeit von der Klitoris schuf, und oraler Sex war verboten. Nach Freud galt es als ausgemacht, dass etwas nicht in Ordnung war, wenn eine

Frau nicht allein durch penetrierenden Sex befriedigt werden konnte. In seinem Essay »The Cultural Psychology of the Clitoris« (dt.: Die kulturelle Psychologie der Klitoris) erklärte Thomas Lowry dazu: »Die Idee kam Freud 1910 ohne sichtbare Anzeichen von experimentellen Nachweisen in den Sinn und hat wahrscheinlich mehr unnötigen Kummer verursacht als jede andere psychologische Vorstellung.«

Da es damals durchaus bekannt war, dass sich empfindsame Nervenenden, die zur sexuellen Reaktion beitrugen, auf der Oberfläche des weiblichen Genitalbereichs befanden, basierten Freuds Ansichten nicht auf physiologischem Wissen oder Kenntnissen der Anatomie, sondern auf einer Vorstellung von der menschlichen Sexualität, die das mit der Penetration einhergehende Fortpflanzungsmodell bestärkte. Daher war die weibliche Sexualität der männlichen untergeordnet. Und von da an ging's bergab.

»Freuds spontane Ablehnung der Klitoris als wichtigen Mittelpunkt der sexuellen Empfindung bei der Frau hatte paradigmatische Auswirkungen darauf, wie Ärzte und Psychologen die weibliche Sexualität wahrnahmen. Fast für die gesamte Zeit des 20. Jahrhundert hatten sich die umfassende genitale Anatomie der Frau und selbst die explosiven kleinen Drüsen praktisch in Luft ausgelöst. Die Erinnerung an die Klitoris verblasste, bis sie zu einem anatomischen Nichts wurde.« (Chalker)

Wenn Freud, der selbst sagte, dass »Anatomie Schicksal ist«, doch nur den Verstand gehabt und erkannt hätte, dass sich die Klitoris, dieses mächtige Organ, schließlich aus der

> »Mit der Wendung zur Weiblichkeit soll die Klitoris ihre Empfindlichkeit und damit ihre Bedeutung ganz oder teilweise an die Vagina abtreten.«
>
> FREUD, *Neue Folge der Vorlesung zur Einführung in die Psychoanalyse*

Asche (seiner viel beachteten Zigarre) erheben würde! Aus Fairness gegenüber Freud sollte man darauf hinweisen, dass er gegen Ende seines Lebens sein unvollständiges Wissen in Bezug auf die weibliche Sexualität eingestand und sagte: »Wollen Sie mehr über die Weiblichkeit wissen, so befragen Sie Ihre eigenen Lebenserfahrungen, oder Sie wenden sich an die Dichter, oder Sie warten, bis die Wissenschaft Ihnen tiefere und bessere zusammenhängende Auskünfte geben kann.«

Heute verdanken wir unser Verständnis und unsere Wertschätzung der Klitoris den hartnäckigen Bemühungen jener leidenschaftlichen Menschen, die sich konventionellem Wissen widersetzten und sich durch die sexuelle Revolution der fünfziger, sechziger und siebziger Jahre hindurchkämpften: berühmte Persönlichkeiten wie Alfred Kinsey, Masters und Johnson, Shere Hite, Betty Dodson und weniger bekannte, aber gleichermaßen wichtige wie Mary Jane Sherfey, die bahnbrechende Arbeit in Bezug auf die Klitoris als wirksames Organsystem leistete.

Doch Wissen ist nur Macht, wenn es verbreitet und in die Praxis umgesetzt wird. Männer müssen sich die Zeit nehmen und lernen, was die meisten Frauen intuitiv über ihren Kör-

> »Wenn mein Mann mich oral befriedigt, werde ich total erregt ... er konzentriert sich ganz auf mich, ich stehe im Mittelpunkt seiner Aufmerksamkeit, und ich habe das Gefühl, dass er mich wirklich liebt, jeden Teil von mir, alles auf einmal.«
>
> KELLY, 32

per wissen – wie man auf ihn hört und ihn fühlt –, und Sex muss als eine Vielfalt an sinnlichen und erotischen Aktivitäten neu definiert werden, zu denen auch der Geschlechtsverkehr zählt, die aber nicht darauf beschränkt sind.

Sowohl in der Philosophie als auch in der Praxis muss der Definition von Sex zuallererst ein konstitutives Element von Respekt zukommen. Die Journalistin Paula Kamen, Autorin der Umfrage *Her Way* zu sexuellen Einstellungen, erklärte: »Frauen, die oralen Sex empfangen, geben sich einem Sexualakt hin, der am direktesten die zunehmende Macht der Frau in ihren sexuellen Beziehungen und in der Gesellschaft widerspiegelt. Die Praxis hängt bei Frauen und Männern davon ab, ob beide diese Macht anerkennen und respektieren.«

In dem Buch *Quelle der Erotik* von A. Edwardes und R.E.L. Masters lesen wir, dass die Kaiserin Wu Hu zu Zeiten der Tang-Dynastie China beherrschte. Sie wusste, dass Sex und Macht unerbittlich miteinander verknüpft waren, und verfügte, dass Regierungsbeamte und besuchende Würdenträger ihrer kaiserlichen Hoheit Ehre erweisen mussten, indem sie bei ihr Cunnilingus durchführten. Das ist kein Witz. Alte Gemälde zeigen die schöne, mächtige Kaiserin, wie sie dasteht und ihre reich verzierte Robe offen hält, während ein hoher Adliger oder Diplomat vor ihr kniet und mit seinen Lippen und seiner Zunge ihren Venushügel berührt.

Das Zeitalter von Königen und Königinnen und königlichen Verordnungen ist Vergangenheit, doch in vielen modernen Frauen steckt eine Kaiserin Wu Hu, die es danach verlangt, von ihrem Edelmann verehrt zu werden.

Was ist ein Name?

Mal ganz ehrlich. Die meisten Männer können leichter identifizieren, was sich unter der Motorhaube befindet als unter der Haube der Klitoris. Diese »genitale Verwirrung« ist darauf zurückzuführen, dass Teile des Klitorisnetzwerks dem nackten Auge verborgen sind. Obwohl die Genitalien von Männern und Frauen aus demselben Embryonalgewebe entstehen und sich während der Schwangerschaft ähnlich entwickeln, wächst der Penis nach *außen*, die Klitoris jedoch nach *innen*. (Interessanterweise erklärte der Dichter Oliver Wendell Holmes, dass die weiblichen Genitalien einfach eine Umkrempelung der männlichen seien. Doch im Gegensatz dazu lehrt uns die moderne Wissenschaft, dass der Mann eine modifizierte Frau ist und sich im ersten Trimester der Schwangerschaft ausdifferenziert. Die männlichen Genitalien sind also höchstenfalls ein Spiegelbild der weiblichen und nicht umgekehrt.)

Vagina oder Vulva – das ist hier die Frage

Die sichtbaren Teile der weiblichen Genitalien sind von der Vulva umgeben oder von dem, was häufig und fälschlicherweise als Vagina bezeichnet wird. »Vagina« scheint das Wort zu sein, das wir verwenden, um »alles da unten« zu beschreiben, doch der Scheideneingang oder »Introitus vaginae« ist lediglich ein Teil der eindrucksvollen Ausdehnung der Vulva und mit Sicherheit nicht der wichtigste Teil, was Stimulation und Erregungsprozess betrifft.

»Vagina« ist lateinischen Ursprungs und bedeutet »Scheide für ein Schwert«, was die Beziehung zum Penis und die Abhängigkeit von der Penetration oder Einführung des Penis verstärkt. Dies mag für den Fortpflanzungsprozess wichtig sein, aber mit Sicherheit nicht für die Lusterzeugung.

Was ist ein Name? Shakespeare zufolge: »Was uns Rose heißt, wie es auch hieße, würde lieblich duften.« Doch die Sprache der Wissenschaft ist keinesfalls die Sprache der Liebe: »Cunnilingus«, »Vulva« und »Introitus vaginae« sind wahrscheinlich nicht die ersten Wörter, die uns in der Hitze des Augenblicks einfallen. Doch es sind die *richtigen* Wörter, da sie die Dinge wissenschaftlich genau beschreiben. Und die richtigen Wörter zu kennen ist ein guter Ausgangspunkt, um den sexuellen Reaktionsprozess klar zu verstehen und schließlich ein erotisches Lexikon zu entwickeln, das dem Geist der jeweiligen Beziehung auf einzigartige Weise entspricht.

Die Autorin und Aktivistin Eve Ensler beschrieb in Bezug auf die *Vagina-Monologe* ihren Gedankengang, als sie das Wort »Vagina« für den Titel wählte und durchwegs im ganzen Werk benutzte:

> *»Ich benutze es, weil wir noch kein Wort gefunden haben, das umfassender ist und das den gesamten Bereich und all seine Tei-*

Äußere Ansicht der Vulva

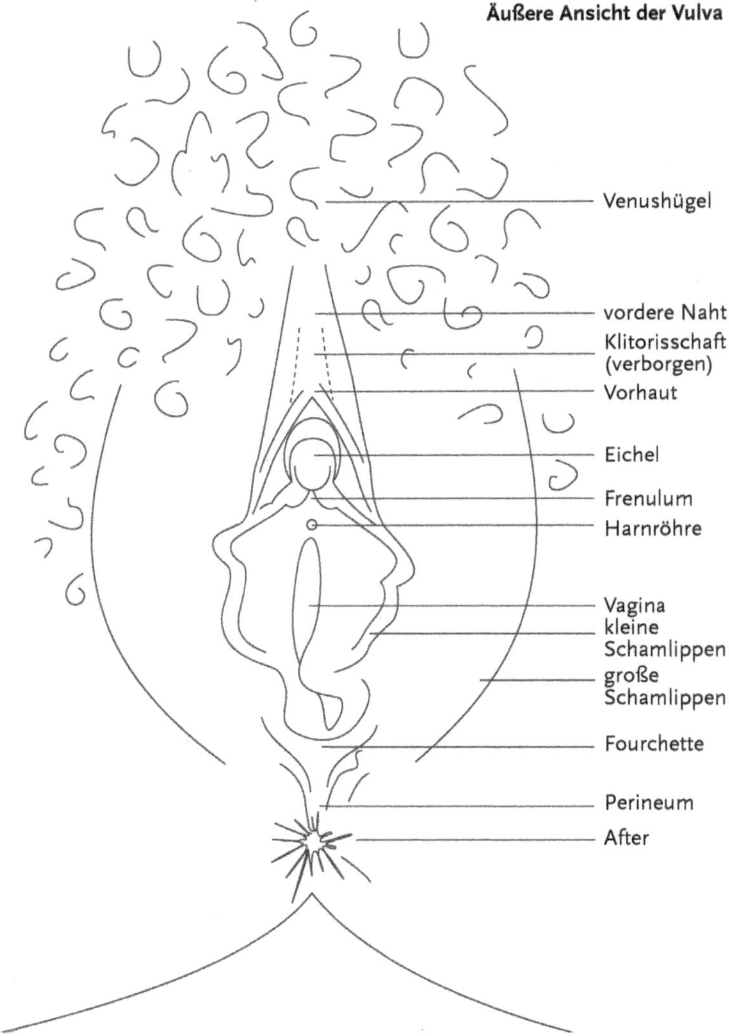

> *le wirklich beschreibt. ›Muschi‹ ist wahrscheinlich ein besseres Wort, aber es hat so viel Ballast. Und außerdem glaube ich nicht, dass die meisten von uns eine klare Vorstellung haben, wovon wir reden, wenn wir ›Muschi‹ sagen. ›Vulva‹ ist ein gutes Wort; es ist spezifischer, aber ich glaube nicht, dass sich die meisten darüber im Klaren sind, was die Vulva umfasst.«*

Frau Ensler hat Recht: Der Begriff »Vulva« ist spezifischer und umfassender, speziell was die Beschreibung der sichtbaren Teile der Klitoris betrifft. Obwohl die Vagina eine äußerst aktive Rolle im Fortpflanzungsprozess spielt, tritt sie gegenüber der Klitoris in den Hintergrund, was die Erzeugung von Lust betrifft; die Verwendung von »Vagina« als Sammelbegriff für die Beschreibung der weiblichen Genitalien fördert im Grunde ein inakkurates Verständnis der weiblichen Anatomie, vielleicht sogar noch mehr als das allgemeinere »da unten«.

So wollen wir uns auf »Vulva« einigen – im Interesse der Genauigkeit und in der Hoffnung, stärkere Vertrautheit mit dem Begriff zu fördern. Die Wörter, die Sie im Schlafzimmer wählen, gehen nur Sie etwas an; mir geht es in diesem Buch darum, genaue Kenntnisse zu vermitteln.

Jetzt sieht man's: die sexuelle Anatomie der Frau, Teil 1

*Die Vulva und die äußeren Teile der Klitoris**

Wir beginnen mit den sichtbaren Teilen des Klitorisnetzwerks und betrachten näher, was sich »da unten« befindet.

Der Venushügel. Wir beginnen unsere Reise in Richtung Norden zum nach der römischen Liebesgöttin so benannten Venushügel (»Mons veneris«, auch als »Mons pubis« bezeichnet). Der Venushügel ist ein dickes Polster aus Fettgewebe, das von Schamhaar bedeckt ist. Manchmal wird er auch als Liebeshügel bezeichnet, da er einen weichen Hügel über dem Beckenknochen bildet.

Die großen Schamlippen. In südlicher Richtung vom Venushügel begegnen wir als Nächstes dem Ausgangspunkt der großen Schamlippen. Die Außenseiten der großen Schamlip-

* Obwohl es keinen Mangel an Dokumentationen der sexuellen Anatomie der Frau und zum Prozess der weiblichen sexuellen Reaktion gibt, basiert unser Überblick über diese Bereiche auf der bahnbrechenden Arbeit der Federation of Feminist Women's Health Centers und ihrem äußerst informativen Buch *A New View of a Woman's Body*. Auf der Grundlage jahrelanger Forschungsarbeiten und Selbstuntersuchungen hat die FFWHC vieles neu definiert, was bisher in Bezug auf die weibliche Sexualität als der letzte Stand der Dinge galt.

Weibliche Düfte
Interessanterweise besteht die Hauptfunktion des Schamhaars darin, Düfte, die von den Drüsen im Schambereich abgegeben werden und als Quelle für Erregung dienen, anzuziehen und zu bewahren. So schrieb Napoleon in einem Liebesbrief an Josephine: »Tausend Küsse für deinen Nacken, deine Brüste und weiter unten, viel weiter unten, für den kleinen schwarzen Wald, den ich so sehr liebe.«

pen, die auch als äußere Schamlippen bezeichnet werden, sind dicht mit Schamhaar bewachsen, während die Innenseiten glatt und mit Öl- und Schweißdrüsen versehen sind. Unter der Haut der äußeren Schamlippen befindet sich ein Netz aus Erektionsgewebe, das sich bei Erregung mit Blut füllt. Die äußeren Lippen entsprechen dem männlichen Hodensack, und beides entsteht aus demselben Embryonalgewebe. Die äußeren Schamlippen sind zwar berührungsempfindlich, aber bei weitem nicht so sehr wie die kleinen Schamlippen oder andere Teile des Klitorisnetzwerks wie beispielsweise die Eichel und der Schaft.

Die vordere Naht. Die äußeren Schamlippen markieren einen Bereich, wo die sichtbaren Teile der Klitoris beginnen. Dieser höchst empfindliche Bereich direkt über der Klitoriseichel wird als vordere Naht bezeichnet, und an diesem Punkt tritt der Klitorisschaft – ein unsichtbarer, aber wichtiger Teil der Klitoris – hervor.

Die kleinen Schamlippen. Eingehüllt in die großen Schamlippen sind die kleinen Schamlippen, obwohl viele der Meinung sind, es sei angebrachter, von *äußeren* und *inneren* Schamlippen zu sprechen, da die inneren Lippen manchmal hervorstehen und über die äußeren Lippen hinausragen. Interessanterweise lautet eine veraltete Bezeichnung für die inneren Schamlippen auch »Nymphae«, so benannt nach den Nymphen des alten Griechenlands, die für ihre unbändige Libido bekannt waren. Auf sie geht auch der Begriff »Nymphomanie« zurück.

Die inneren Schamlippen umhüllen und umgeben die Klitoriseichel, die Harnröhrenöffnung und den Scheideneingang. Wie die Innenseite der großen Schamlippen weisen diese kleineren inneren Lippen keine Haare auf, sind aber mit Öldrüsen durchsetzt, die wie winzig kleine Höcker aussehen und sich auch so anfühlen. Die inneren Schamlippen sind von vielen Nerven durchzogen und daher äußerst empfindsam. Sie spielen eine wichtige Rolle im Erregungsprozess.

Bei den inneren Schamlippen gibt es in Bezug auf Größe und Erscheinungsbild bemerkenswerte Unterschiede. Von Frau zu Frau und oft auch bei *derselben* Frau sind diese Lippen unterschiedlich ausgebildet. Manche sind schmal, andere breit, manche rollen sich nach innen, andere sind nach außen ausgestellt. Manchmal ist das Gewebe glänzend und glatt, manchmal faltig und uneben. Bei Erregung ändern die inneren Schamlippen ihre Farbe. Das helle Rosa nimmt einen dunkleren Ton an, und durch die stärkere Blutversorgung schwellen sie stark an.

Lippenstift

Einige Anthropologen spekulieren, dass die Verwendung von Lippenstift auf den Wunsch der Frau zurückzuführen ist, dass die sichtbaren oberen Lippen den inneren verborgenen Lippen unten ähneln – ein Signal für das andere Geschlecht, dass sie sexuell bereit ist.

Die Vorhaut. Die äußeren Ränder der inneren Schamlippen treffen oberhalb der Klitoriseichel zusammen, wo sie die schützende Vorhaut bilden (diese entspricht der Penisvorhaut). Die Reibung, die entsteht, wenn die Vorhaut der Klitoris gegen die Eichel reibt, sorgt für starke Stimulation. Die Vorhaut schützt die Eichel vor zu starker Stimulierung. Kurz vor dem Orgasmus sucht die Eichel in den Falten der Vorhaut Schutz.

Das Frenulum. Unter der Eichel treffen die inneren Ränder der kleinen Schamlippen zusammen und bilden das Frenulum, einen kleinen Bereich weicher, empfindsamer Haut. Genau wie die inneren Schamlippen enthält dieser Bereich viele Nervenenden und ist äußerst berührungsempfindlich.

Die Fourchette. Die unteren Ränder der Schamlippen treffen unterhalb des Scheideneingangs in einem Bereich zusammen, der als Fourchette oder kleine Gabel bezeichnet wird. Die vordere Naht markiert also den oberen Teil der sichtbaren Klitoris und die Fourchette den unteren.

Die Klitoriseichel. Geschützt durch die Vorhaut der inneren Schamlippen ist die Eichel das Kronjuwel, das auf dem nicht sichtbaren Schaft und den Schenkeln (Crura) ruht. Mit etwa 8000 Nervenenden – doppelt so vielen wie die Eichel des Penis und mehr als jeder andere Körperteil aufweist – ist die Eichel der sichtbare Teil der weiblichen Klitoris und wird oft als »Liebesknopf« bezeichnet. Dieser Begriff ist an sich ziemlich passend, aber vergessen Sie nicht, dass er sich nur auf *einen* Teil der Klitoris, die Eichel, bezieht.

Einer der größten Fehler, den ein Mann machen kann, ist es, die Empfindlichkeit der Klitoriseichel zu unterschätzen. Tatsächlich ist die Eichel auf dem Höhepunkt der sexuellen Erregung so empfindlich, dass sie sich mit Hilfe des Aufhängebands (eines nicht sichtbaren Teils der Klitoris) unter die Vorhaut zurückzieht und im Augenblick des Höhepunkts dort oft verborgen ist.

Manche Eicheln sind groß, andere klein. Die Größe kann genau wie beim männlichen Penis höchst unterschiedlich sein. Doch unabhängig von Größe und Form enthält die Eichel immer dieselbe Anzahl Nervenenden, sodass sich die Abmessungen der Klitoris nicht auf die Empfindsamkeit der Frau auswirken.

Woher das Wort »Klitoris« stammt, ist umstritten. Einige sind der Meinung, es gehe auf das griechische Wort *kleitoris* zurück, das »kleiner Hügel« oder »Abhang« bedeutet; andere sagen, es leite sich von dem griechischen Verb *kleitoriazein* ab, was »lüstern berühren« oder »kitzeln, dem Vergnügen zugeneigt sein« bedeutet; und wieder andere sind der Meinung,

Innere Ansicht der Vulva

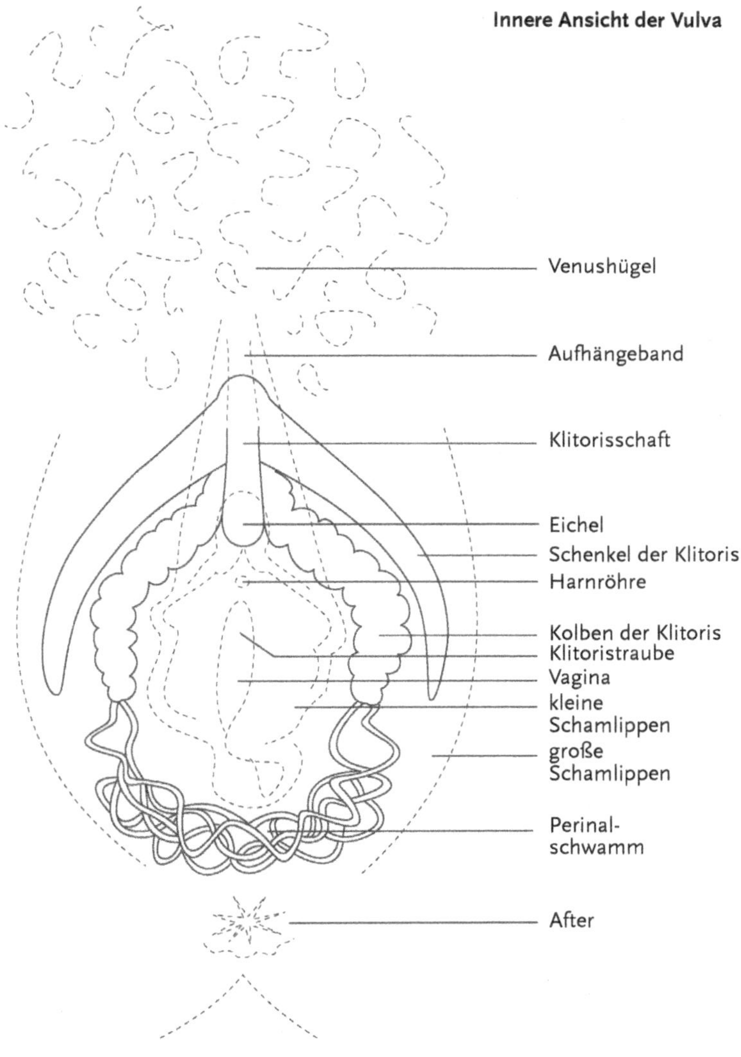

dass das griechische Wort *kleitoris* ursprünglich »göttlich« und »einer Göttin ähnlich« bedeutete. In gewisser Weise treffen all diese Bedeutungen zu.

Das Perineum. Das Perineum ist der kleine Hautbereich knapp oberhalb des Afters und knapp unterhalb des Scheideneingangs. Unter der Haut des Perineums befindet sich ein Netzwerk an Blutgefäßen und Gewebe, das sich bei Erregung mit Blut füllt und äußerst empfindsam wird. Alfred Kinsey beobachtete bei seinen Forschungsarbeiten, dass das Perineum »sehr berührungsempfindlich ist und taktile Stimulation des Bereichs zu beträchtlicher erotischer Erregung führen kann«. Wenn Sie Ihre Reisepläne für das Klitorisnetzwerk machen, sollten Sie diesen südlichen Hotspot einschließen.

Jetzt sieht man's nicht: die sexuelle Anatomie der Frau, Teil 2

Die inneren Teile der Klitoris

Was die weiblichen Genitalien und die verborgenen Teile der Klitoris betrifft, ist Sehen nur der Beginn allen Glaubens. Sie müssen sich auf alle Sinne verlassen, besonders auf den Tastsinn. In dem Buch *A New View of a Woman's Body* identifizierte die Fereration of Feminist Women's Health Centers 18 Teile im Klitorisnetzwerk, von denen viele nicht sichtbar sind, aber trotzdem gefühlt werden oder zum Gefühlserleben beitragen. Wir wollen uns mit den inneren Teilen der Klitoris befassen:

Der Klitoriskörper. Der Klitorisschaft ist mit der Eichel verbunden und verläuft direkt unter der Hautoberfläche. Er kann leicht gefühlt werden, speziell bei Erregung, wenn er mit Blut angefüllt ist. Der Schaft ist ein weiches Röhrchen, zusammengesetzt aus schwammartigem Erektionsgewebe, welches äußerst empfänglich für Empfindungen ist. Der Schaft verläuft etwa zwei Zentimeter von der Eichel nach Norden in Richtung des Venushügels, bevor er sich spaltet und sich wie ein Gabelbein in zwei dünne Crura (Schenkel) aufteilt, die sich nach unten entlang des Verlaufs der inneren Schamlippen ausbreiten und zwei Kolben aus Erektionsgewebe umgeben.

Wenn Sie schon einmal bemerkt haben, wie sich die Eichel der Klitoris auf dem Höhepunkt der Erregung zurückzuziehen und unter der schützenden Vorhaut zu verschwinden scheint, liegt dies daran, dass das Aufhängeband – das an einem Ende an der Eichel und am anderen an den Eierstöcken befestigt ist – gedehnt wird, was dazu führt, dass sich die Eichel zurückzieht.

Zusätzlich weist die Klitoris Muskelschichten auf, die normalerweise als Scheidenmuskeln oder Beckenbodenmuskeln bezeichnet werden. Es gibt einen ovalen Muskel, der zwischen den inneren Schamlippen und den Kolben der Klitoris ruht. Dieser Muskel ist mit Muskelgewebe verflochten, das den After umgibt, und zum Teil Grund dafür, dass anale Stimulation oft erregend und der After daher Teil des Klitorisnetzwerks ist.

Unter all dem befindet sich eine breite, flache Muskelschicht, die als Pubococcygeus oder PC-Muskel bezeichnet wird. Der PC-Muskel wird nach Dr. Arnold Kegel, der beobachtete, dass sich dieser Muskel während des Orgasmus zusammenzieht, auch als »Kegel«-Muskel bezeichnet. Kegel entwickelte eine Reihe von Übungen zur Stärkung der Beckenmuskeln und zur Erhöhung der Lust für beide Partner. Bei Männern und Frauen lässt sich der PC-Muskel leicht identifizieren – es ist der Muskel, mit dem der Harnfluss unterbrochen werden kann.

Zusammenfassung: die 18 Teile der Klitoris

In *The Clitoral Truth* beschreibt Rebecca Chalker die 18 Teile der Klitoris anhand der Forschungsergebnisse der Federation of Feminist Women's Health Centers. Dies hier ist eine Kurzfassung. (Lassen Sie sich von der Liste nicht überwältigen; in Teil II werden wir uns nacheinander detaillierter mit den wichtigen Hotspots befassen, und schon bald werden sie Ihnen auf der Zunge[nspitze] liegen.)

1. Vordere Naht (die Stelle, an der die äußeren Schamlippen an der Basis des Venushügels zusammentreffen)
2. Eichel
3. Innere Schamlippen
4. Vorhaut der Klitoris
5. Frenulum (die Stelle, an der die Außenränder der inneren Schamlippen knapp unterhalb der Eichel zusammentreffen)
6. Fourchette (die Stelle, an der die inneren Schamlippen unterhalb der Scheidenöffnung zusammentreffen)
7. Hymen oder seine Überreste, die knapp oberhalb der Scheidenöffnung sichtbar sind
8. Klitorisschaft, der Eichel und Schenkel der Klitoris miteinander verbindet
9. Schenkel oder Crura, zwei längliche Körper aus Erektionsgewebe, die wie ein Gabelbein geformt sind

10. Kolben, zwei große Körper aus schwammigem Erektionsgewebe
11. Harnröhrenschwamm oder G-Punkt (befestigt an der Decke der Vagina)
12. Drüsen, die die Harnröhre umgeben: die weiblichen Prostatadrüsen, die Ejakulat produzieren
13. Vulvovaginale Drüsen, die eine kleine Menge Gleitmittel außerhalb der Scheide produzieren
14. Perinalschwamm, ein dichtes Netzwerk von Blutgefäßen, das unter dem Perineum liegt
15. Beckenbodenmuskeln
16. Aufhängeband und rundes Band
17. Pudendusnerv oder genitaler Nervenkomplex*, der Impulse zwischen Gehirn und Klitoris über das Rückenmark vermittelt
18. Blutgefäße, die die Blutversorgung des Beckenbereichs bei Erregung steigern und das Erektionsgewebe anfüllen, sodass dieses anschwillt

* Die ursprüngliche Bedeutung des lateinischen Worts *pudenda* ist »Schamteile«, und daher bezeichnete Chalker diesen Teil des Klitorisnetzwerks mit positiveren, exakteren Begriffen neu. Viele (unter anderem der Autor des vorliegenden Buches) sind der Meinung, dass »Pudendusnerv« eine antiquierte Bezeichnung ist, die nicht mehr verwendet werden sollte.

Vermeiden Sie »G-Punkt«-Logik

Wir wollen uns einmal näher mit dem so genannten »G-Punkt« befassen. Von der Harnröhrenöffnung aus verläuft die Harnröhre etwa fünf Zentimeter zur Blase und ermöglicht in erster Linie die Abgabe von Urin. Die Harnröhre ist von einem Ring schwammigen Erektionsgewebes umgeben, das als Corpus spongiosum bezeichnet wird. Es füllt sich bei Erregung mit Blut an und schützt die Harnröhre vor der mit der Penetration einhergehenden Reibung. Dieser Bereich aus schwammigem Gewebe ist auch als G-Punkt bekannt, um den so viel Aufhebens gemacht wird. Er wurde 1944 nach Dr. Ernst Grafenberg benannt, der eine »Zone erogenen Gefühls« beschrieb, »die sich an der Unterseite der Harnröhre an der Vorderwand der Vagina befindet«. Kinsey beschrieb es einfacher so: »Bei den meisten Frauen, die eine Reaktion verspürten, beschränkte sich die Empfindsamkeit auf einen bestimmten Punkt, in den meisten Fällen an der oberen Wand der Vagina gleich hinter dem Scheideneingang.« Ungeachtet der ganzen Aufregung mag der G-Punkt, wie bereits erwähnt, nichts anderes sein als die Wurzeln der Klitoris, die den Harnröhrenschwamm kreuz und quer durchziehen.

Der G-Punkt ist bei Stimulation empfindsam, weist aber bei weitem nicht so viele Nervenenden wie die Klitoriseichel auf und reagiert im Allgemeinen auf beständigeren, massierenden Druck. Es ist nicht ungewöhnlich, dass Frauen vorübergehend Harndrang verspüren, wenn dieser Bereich stimuliert wird.

Über den Unterschied zwischen einem Klitorisorgasmus und einem G-Punkt-Orgasmus wurde viel Wirbel gemacht, und oft wurde behauptet, dass letzterer verantwortlich für die Erzeugung des erfüllenderen vaginalen Orgasmus sei. Dieses Stimmengewirr erreichte 1982 mit der Veröffentlichung von *Der G-Punkt* von Alice Kahn Ladas, Beverly Whipple und John Perry seinen Höhepunkt. Rückblickend könnte man sagen, dass das Buch letztendlich nur für die Reetablierung der Theorie des vaginalen Orgasmus in neuem Gewand verantwortlich war und zusätzlich die weibliche Ejakulation propagierte. Natürlich war es eine kulturelle Sensation; die Vorstellung des G-Punkts passte nahtlos in den »Geschlechtsverkehrdiskurs« und verhalf der Penetration zu einer neuen Daseinsberechtigung. Ist das revolutionär oder einfach nur reaktionär?

Wie bereits erwähnt, war die gesamte Vorstellung eines *reifen* vaginalen Orgasmus als Gegensatz zum *unreifen* Klitorisorgasmus von Anfang an eine falsche Auslegung, die von Freud verbreitet, von seinen Anhängern verewigt und in der Form des G-Punkts neu erfunden und als Sensation präsentiert wurde. Und obwohl der Harnröhrenschwamm tatsächlich mit der Vaginadecke verbunden ist, gilt er dennoch als Bestandteil des Klitorisnetzwerks und nicht als separater Teil der Scheide, der Lust hervorruft. Ein G-Punkt-Orgasmus ist wie jeder Orgasmus der Frau ein Klitorisorgasmus; er ist Teil desselben Netzwerks, das die Lust erzeugt. Wenn wir uns daher in Teil II mit den Techniken befassen, bricht dieses Buch radikal mit der Tradition der erotologischen Literatur, indem der im Allgemeinen als G-Punkt bezeichnete Bereich »Klitoristraube« genannt wird, ein Name, der genauer und einfacher seine anatomische Stärke und Rolle im sexuellen Reaktionsprozess der Frau beschreibt.

Wenn es leise regnet: die weibliche Ejakulation

Der G-Punkt gilt auch als Quelle der weiblichen Ejakulation, die ein weiteres kontroverses Thema ist. Ejakulieren Frauen tatsächlich? Die Antwort lautet: Ja, aber nicht im Sinne des explosiven Orgasmus des Mannes und keinesfalls so oft, wie »Ejakulationsevangelisten« uns glauben machen wollen. Im Allgemeinen scheint die weibliche Ejakulation eher die Ausnahme als die Regel zu sein. Heute ist um dieses Konzept herum ein ganzer Industriezweig entstanden, der eine Vielfalt an Büchern, Videos und Seminaren vermarktet, die Frauen dazu drängen, ihr Ejakulationspotenzial zu entdecken und auszureizen. Doch bei all dieser Quacksalberei sollte man bedenken, dass der Orgasmusreflex Teil des autonomen Nervensystems ist – eine unwillkürliche Reaktion, die nicht unserer Kontrolle unterliegt. Das momentane, außerkörperliche Gefühl von »Zeitlosigkeit«, das wir erleben, wenn wir den Punkt ohne Wiederkehr erreicht haben, ist wesentlich für die Freisetzung sexueller Spannung und wichtiger Bestandteil der Freude sexueller Ekstase; es sollte nicht vermischt werden mit Übungen zur Geisteskontrolle, die es der Frau vielleicht ermöglichen, eine kleine Flüssigkeitsmenge zu produzieren, aber das Erleben des Orgasmus nicht qualitativ verbessern, sondern wahrscheinlich eher davon ablenken.

Woher stammt die weibliche Ejakulation? Das hängt ganz davon ab, welche Art von Emission Sie meinen. Die Flüssigkeit, die manchmal als Teil des natürlichen, unwillkürlichen Orgasmusreflexes abgegeben wird, scheint aus dem Bereich des schwammigen Gewebes zu stammen, das die Harnröhre umgibt und winzige Drüsen enthält. Zwei der größten dieser Drüsen werden als Skene-Drüsen bezeichnet und liegen in der Nähe der Harnröhrenöffnung. In einigen Untersuchungen heißt es, dass es sich bei der von diesen Drüsen produzierten Flüssigkeit um Urin handelt. Nach eingehenderer Analyse kam man jedoch zu dem Schluss, dass diese Drüsen eine klare alkalische Flüssigkeit produzieren, die von der Zusammensetzung her eher der männlichen Prostataflüssigkeit ähnelt, was zu der noch kontroverseren Vorstellung der Existenz einer weiblichen Prostata geführt hat. Tatsächlich hießen diese die Harnröhre umgebenden Drüsen bis 1880 einfach »Prostatas«. Bei weiblichem Ejakulat dieser Art handelt es sich *nicht* um Urin.

Doch die Flüssigkeit, die sich angeblich ergießt, wenn sie bewusst durch Drücken der Beckenmuskeln nach unten ausgestoßen wird, mag durchaus aus der Blase stammen und daher Urin enthalten. Frauen, die es sich beigebracht haben, bewusst zu ejakulieren, scheinen mehr Flüssigkeit zu produzieren als Frauen, die Flüssigkeit unwillkürlich abgeben, was der Vorstellung, dass Urin zu dem Gesamtvolumen des Ejakulats beitragen könnte, mehr Glaubwürdigkeit verleiht. Interessant ist auch, dass Interviews mit Frauen, die willkürlich zu ejakulieren fähig sind, offenbaren, dass der Vorgang unabhängig

Querschnitt durch die weibliche Anatomie

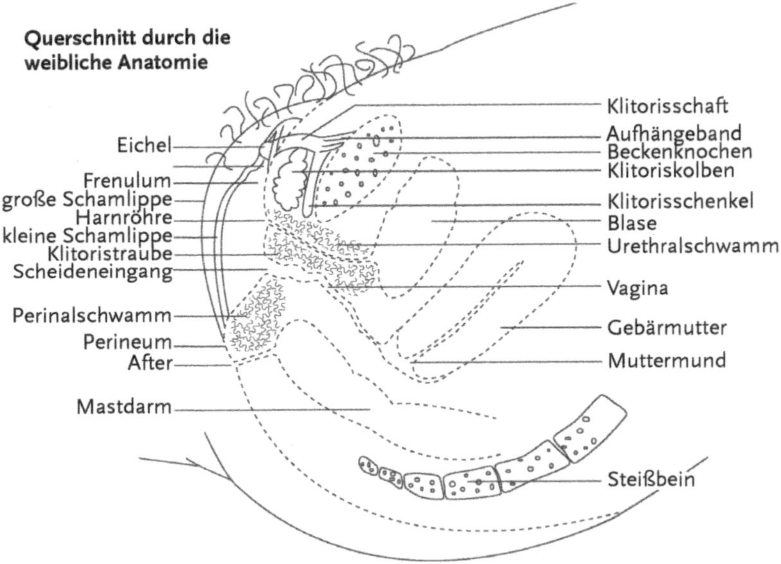

von sexueller Erregung ist und nicht unbedingt das Erleben von Lust beim Orgasmus erhöht, während Frauen, die unwillkürlich ejakulieren, nicht in der Lage sind, die Erfahrung von Orgasmus und Ejakulation zu trennen und oft nicht einmal wissen, dass sie ejakuliert haben.

Insgesamt scheint die Ejakulation – sei sie willkürlicher oder unwillkürlicher Art – nicht viel zur Erhöhung der Lust beim Orgasmus beizutragen. Zu diesem Zweck täte eine Frau besser daran, Zeit für Kegel-Übungen und die Stärkung der Beckenbodenmuskulatur aufzuwenden – Übungen, die zur Verbesserung der Qualität orgasmischer Kontraktionen beitragen.

Wie feucht ist feucht?

Die Vagina ist als Geburtskanal, Gefäß für das Sperma und Vehikel für die Freisetzung des Menstruationsbluts von wesentlicher Bedeutung für den Fortpflanzungsprozess, aber nicht für die Erzeugung von Lust.

Im nicht erregten Zustand ist die Scheide eine zusammengedrückte Röhre, die etwa 7,5 bis 10 Zentimeter lang ist und aus Muskeln besteht, die mit einer der Mundschleimhaut weitgehend ähnlichen Schleimhaut ausgekleidet sind. Bei Erregung wird die Vagina breiter und öffnet sich ein paar Zentimeter in der Tiefe und in der Breite, um den Penis aufzunehmen. Masters und Johnson bezeichneten dies als »Ballon«-Effekt. Das äußere Drittel der Scheide wird dabei schmaler und enger, da sich die dort befindlichen Klitorisstrukturen mit Blut anfüllen. Diese Kompression erzeugt eine »Klitorismanschette«, die dazu beiträgt, dass der Mann durch das Ausüben von Druck und Reibung am Penis zum Orgasmus stimuliert wird.

Die Scheide wird normalerweise kurz nach der Stimulation feucht – überall an den Scheidenwänden bilden sich »Schweißperlen«, sodass man bisweilen vom »vaginalen Schwitzen« spricht. Knapp unterhalb der Scheidenöffnung befinden sich die mit den vulvovaginalen Drüsen verbunde-

Die Mondblume

Bei taoistischen Sexualpraktiken gelten die Scheidenabsonderungen der Frau als wesentlicher Bestandteil ihrer Yin-Energie, ein Trank, der bei dem Streben nach Yin-/Yang-Harmonie genossen werden sollte und als »Mondblume« bezeichnet wird.

nen Gänge, die einige Tropfen einer dicken Flüssigkeit abgeben. Diese trägt neben dem »Schwitzen« der Scheide zur Gleitfähigkeit der Scheidenöffnung bei.

Wie wir in dem Abschnitt über das Vorspiel sehen werden, spielt die Produktion von Gleitmitteln eine wichtige Rolle im Erregungsprozess, ist jedoch keineswegs ein eindeutiger Indikator dafür, dass die Frau ausreichend stimuliert wurde. Sie mag feucht sein, ist aber nicht unbedingt erregt. Diese Absonderungen sind eine natürliche Methode der Scheide, sie von Bakterien freizuhalten, die dort nichts zu suchen haben. Umgekehrt kann eine Frau stark erregt sein, obwohl sie nicht besonders feucht ist.

Eine Vielfalt von Faktoren kann sich auf die Fähigkeit der Frau, feucht zu werden, auswirken – Östrogenspiegel, Ernährung und Stress, um nur einige zu nennen. Und obwohl das Feuchtwerden mit dem Erregungsprozess in Verbindung steht und eine wichtige Rolle bei der anschließenden sexuellen Aktivität spielt, hängt die Einschätzung der Bereitschaft der Frau für sexuelle Handlungen von mehreren Gesichtspunkten ab und ist letztendlich eher eine Kunst als eine Wissenschaft.

Jetzt, da wir die verschiedenen Bestandteile des Klitorisnetzwerks kennen gelernt haben – die sichtbaren und die verborgenen –, wollen wir uns näher damit befassen, wie sie sich gegenseitig beeinflussen und im sexuellen Reaktionsprozess zusammenwirken. Dabei richten wir uns wieder nach Strunk und White: »Bevor man sich ans Werk macht, sollte man Art und Ausmaß des Unternehmens beurteilen und von einem geeigneten Entwurf ausgehen ... man kann sich nicht blind hineinstürzen ... sodass man vor lauter Bäumen den Wald nicht sieht und die Arbeit kein Ende nimmt.«

Aristoteles und die Poetik der Erregung

»Nachdem wir diese Dinge bestimmt haben, wollen wir nunmehr darlegen, welche Beschaffenheit die Zusammenfügung der Geschehnisse haben muss, da diese ja der erste und wichtigste Teil ist.«

Vor 2500 Jahren beschrieb der griechische Philosoph Aristoteles in seinem zeitlosen Werk *Poetik* die fundamentalen Elemente der griechischen Tragödie und das Wesen dessen, was nach unserem heutigen Verständnis narrative Erzählkunst ist.

Genau wie ein großes Werk der dramatischen Literatur hat der Prozess der Erregung eine Struktur; eine Erzählung, die Anfang, Mitte und Ende umfasst, wobei jedes Element in der Gesamtfolge der Ereignisse seinen natürlichen Platz einnimmt. Die Teile des Klitorisnetzwerks, die wir in den vorhergehenden Kapiteln kennen gelernt haben, sind wie Schauspieler in einem Drama, die interagieren und entsprechend den Anweisungen des Manuskripts auf die Bühne kommen und abgehen.

Aristoteles betonte, wie wichtig die Handlung ist: der Aufruf zum Handeln, der eine Reihe von Ereignissen in Bewegung setzt, die sich im Verlauf der Zeit in organischer Art und Weise vereint entfalten; die treibende Kraft, die sich über das

Chaos hinwegsetzt und die Anordnung der Szenen bestimmt; die Struktur, die Ordnung und Vernunft auf die verschiedenen Teile überträgt und sie in einem organisierten Ganzen miteinander verflicht – »das, was Anfang, Mitte und Ende hat. Der wichtigste Teil ist die Zusammenfügung der Geschehnisse. Ferner müssen drei Teile der Geschehnisse so zusammengefügt sein, dass sich das Ganze verändert und durcheinander gerät, wenn irgendein Teil umgestellt oder weggenommen wird.«

Im Drama der Erregung werden Körper und Geist zum Handeln aufgerufen, es entsteht sexuelle Spannung, die sich zuspitzt, es kommt zum Höhepunkt und zur anschließenden Entspannung. Masters und Johnson bezeichneten diese Reihenfolge als »sexuellen Reaktionszyklus«, während die Sexualforscher Beverly Whipple und Barry Komisaruk dies als »orgasmischen Prozess« bezeichneten. Bei beiden wird die Entfaltung einer fast prozedural zu nennenden Reihe von Ereignissen beschrieben, wobei jeder folgende Schritt vom befriedigenden Abschluss des vorhergehenden abhängig ist. Masters und Johnson teilten beispielsweise den sexuellen Reaktionsprozess in vier Phasen auf: Erregung, Plateau, Orgasmus und Auflösung. Bei der Anwendung gleichmäßiger, rhythmischer Stimulierung baut sich jede Phase bei der Erzeugung und Freisetzung sexueller Spannung auf der vorhergehenden auf.

In Teil II – dem Abschnitt des Buches, das spezifischen Techniken gewidmet ist – werden wir die Reise durch die sexuelle Reaktion als »Spielprozess« bezeichnen, der drei charakteristische Phasen umfasst: Vorspiel, Hauptspiel und mehr Spiel.

Mit diesen Gedanken im Hinterkopf wollen wir uns einem Abriss der sexuellen Reaktion zuwenden.

Ein Abriss der weiblichen sexuellen Reaktion

Erster Akt – Vorspiel: los geht's

Im ersten Akt elektrisiert das Vorspiel Körper und Geist für die sexuelle Reaktion.

- Dutzende von Chemikalien und Hormone werden ins Blut abgegeben, sodass die Frau »emotional stoned« ist, wie Dr. Theresa Crenshaw, Autorin von *Die Alchemie von Liebe und Lust*, konstatierte.
- Der Blutfluss wird in Richtung des Beckenbereichs gelenkt; Nervenfasern im Genitalbereich werden erregt, und das Erektionsgewebe schwillt an.
- Am ganzen Körper wird die Haut besonders berührungsempfindlich.
- Die Brüste schwellen an, und die Stimulation der Brustwarzen führt zur Produktion von Oxytocin, einem Hormon, das angenehme Empfindungen im ganzen Genitalbereich erzeugt.
- Die Blutgefäße drücken Flüssigkeit durch die Scheidenwände, und die vulvovaginalen Drüsen produzieren eine

kleine Menge einer dicken Flüssigkeit, die als Gleitmittel wirkt.

- Die Klitoriseichel tritt unter der Vorhaut hervor.

Doppelte Größe
Während des Erregungsprozesses füllt sich das Erektionsgewebe mit Blut an, was dazu führt, dass sich die Größe der Klitoriseichel fast verdoppelt.

Zweiter Akt – Hauptspiel: Spannung und Erlösung

- Die Muskelspannung baut sich im ganzen Körper auf; die Atmung wird schwerer, der Blutdruck steigt an, und das Herz schlägt schneller.
- Der Scheideneingang verengt sich, während die Scheide im Inneren weiter und mindestens fünf Zentimeter länger wird.
- Der Klitoriskörper (Schaft, Schenkel und Kolben) wird steif, dehnt und verlängert sich.
- Das schwammige Gewebe der Klitoristraube schwillt an, und seine Wülste, die an der Vaginadecke hervortreten, sind klar fühlbar.
- Das Aufhängeband zieht sich zusammen und sorgt dafür, dass sich die Klitoriseichel unter die Vorhaut zurückzieht, wo sie bis zum Orgasmus verbleibt.

- Das runde Band, das sich zwischen Gebärmutter und den inneren Schamlippen befindet, zieht an beiden Enden, sodass die Gebärmutter in den Prozess von sexueller Reaktion und Höhepunkt einbezogen wird.

Während sich das Hauptspiel fortsetzt:

- Die Haut rötet sich; die Atmung wird tiefer.
- Das Herz schlägt sehr viel schneller, und alles zieht sich in einer letzten Anspannung zusammen.
- Die inneren Schamlippen verfärben sich durch die starke Blutversorgung dunkel.

Schließlich explodiert die Muskelspannung, die sich aufgebaut hat, im Orgasmus in einer Reihe von schnellen, rhythmischen Kontraktionen.

- Die Scheidenwände und die Beckenbodenmuskeln ziehen sich rhythmisch in Abständen von etwa 0,8 Sekunden zusammen.
- Die Schließmuskeln im Mastdarm ziehen sich ebenfalls krampfartig gleichzeitig mit den genitalen Kontraktionen zusammen. Zusätzlich zieht sich die Gebärmutter aufgrund des Zustroms von Oxytocin zusammen.
- Die Kontraktionen erzeugen Wellen der Lust, und bei manchen Frauen wird der Orgasmus von der Ejakulation einer geringen Menge klarer alkalischer Flüssigkeit begleitet.

Die Anzahl orgasmischer Kontraktionen variiert und kann durchschnittlich drei bis 15 betragen, obwohl Masters und Johnson eine Frau beobachteten, die einen 43 Sekunden lang anhaltenden Orgasmus erlebte, der aus über 25 aufeinander folgenden Kontraktionen bestand. Außerdem wurde festgestellt, dass schwangere Frauen bisweilen einen längeren Orgasmus erleben, da ihre Genitalien ständig angeschwollen sind.

Orgasmische Kontraktionen

Obwohl es keine Faustregel für die Anzahl orgasmischer Kontraktionen gibt, erleben Frauen meistens sechs bis zehn davon, während es bei den Männern im Allgemeinen vier bis sechs sind. Dies erinnert uns wieder an Masters und Johnson, die erklärten, dass die Frau »eine unendlich größere Kapazität für sexuelle Reaktionen hat, als der Mann sich je erträumen könnte«.

Obwohl der Orgasmus seinen Ursprung im Genitalbereich hat, wird er oft im ganzen Körper erfahren und gespürt. Der Orgasmus ist bei jeder Frau anders. Sexualforscher bezeichnen diese Einzigartigkeit oft als »orgasmischen Fingerabdruck«.

In *Mortals*, einem Roman von Norman Rush, gibt es eine wunderbare Passage, in der der Hauptprotagonist seine Ehefrau einen Orgasmus beschreiben lässt – oder (in ihren Worten), »wie es sich anfühlt, wenn man richtig stark kommt«.

»Also, zum Teil fühlt es sich so an, als ob man ein Tropfen Öl auf einer weißen Tischdecke ist, ein winziger, regloser Tropfen Öl, und dann dehnt man sich plötzlich in alle Richtungen, gleichmäßig, man wird zu einem Flecken, ein kleiner Tropfen, der sich zu einem hellen Flecken ausbreitet, der das ganze Universum bedeckt, der Prozess dabei, die Ausdehnung ... das ist Teil davon.«

Dritter Akt – Zusatzspiel: wieder im Gleichgewicht

Auf den Orgasmus folgt die Auflösungsphase, eine Rückkehr zur Ruhe und zum Zustand vor der Erregung. Männer und Frauen unterscheiden sich in dieser Phase sehr stark voneinander: Der Mann verliert seine Erektion sehr schnell und geht in die so genannte Refraktärperiode (Rückbildungsphase) über, eine bestimmte Zeit, die vergehen muss, bis er wieder eine Erektion bekommen kann.

Bei Frauen dauert es länger, bis die Genitalien wieder den Normalzustand erreichen – mindestens fünf bis zehn Minuten. Frauen neigen weniger zur Schläfrigkeit, ihre Genitalien werden nicht überempfindlich (mit Ausnahme der Klitoriseichel), und sie erleben keine Refraktärperiode – bei ein wenig Stimulation sind sie bereit, den ganzen Prozess wieder von vorne zu durchlaufen.

Den Unterschied im Erleben der Auflösungsphase bei Männern und Frauen bezeichne ich als »Kuschellücke«: Frauen wollen mehr Interaktion, während Männer sich nur umdrehen und schlafen wollen. Die »Gefühllosigkeit« der Männer und die »Bedürftigkeit« der Frauen in dieser Hinsicht ist Gegenstand zahlreicher Abhandlungen – man muss aber wohl akzeptieren, dass diese »Kuschellücke« zum größten Teil das Ergebnis der Biologie ist (Männer stürzen nach dem Sex schnell ab, während Frauen langsam landen). Man sollte daher nicht zu viel herumanalysieren, wütend werden oder sich möglicherweise sogar streiten. Respektieren Sie die Unterschiede zwischen sich und Ihrer Partnerin, und schließen Sie einen Kompromiss: Schlafen Sie ein, *während* Sie Ihre Partnerin in den Armen halten.

Das war es, in wenige Worte gefasst: die große Erzählung von der Erregung. Trotz ihrer universellen Struktur ist jede Geschichte einzigartig. Wie das Spiel verläuft, hängt ganz von den Mitwirkenden ab. Manchmal entfaltet sich die Geschichte in wenigen Minuten; ein anderes Mal mag es Stunden dauern. In der *Poetik* besteht die einzige Regel darin, dass die Handlung »ununterbrochen« ablaufen und sich in einem Zeitraum von 24 Stunden abspielen muss. Aristoteles erklärte: »Ein schönes Objekt, sei es ein lebender Organismus oder jedes beliebige Ganze, das sich aus verschiedenen Teilen zusammensetzt, muss nicht nur hinsichtlich dieser Teile wohl geordnet sein, sondern muss auch über eine gewisse Größe verfügen; denn Schönheit hängt von Größe und Ordnung ab.«

Geruch und Empfindlichkeiten

Cunnilingus fällt vielleicht mehr als jeder andere sexuelle Ausdruck unter das »Ja, aber«-Syndrom: JA, sowohl Männer als auch Frauen genießen es im Großen und Ganzen, oralen Sex zu praktizieren, ABER anscheinend nicht ohne gewisse Vorbehalte. Im *Hite-Report. Das sexuelle Erleben des Mannes* heißt es, dass sich fast die Hälfte der Männer, für die Cunnilingus nach eigenem Bekunden ein Genuss ist, Gedanken in Bezug auf Sauberkeit und Hygiene machten; und in engem Zusammenhang mit diesen Sorgen standen Kommentare, denen zufolge die weiblichen Genitalien schlecht riechen würden. Ein kleinerer Prozentsatz der Männer scherte sich nicht darum, und eine noch kleinere Gruppe von Liebhabern erklärte, dass sie den Geschmack und Geruch mochten. Doch solche Enthusiasten sind in der Minderheit.

Nur wenige Männer haben dieselbe unerschütterliche Leidenschaft wie Napoleon beim Genuss der weiblichen *cassolette* (das französische Wort für Parfümkästchen, das umgangssprachlich verwendet wird, um den einzigartigen Duft einer Frau zu beschreiben, die Gesamtsumme ihrer Absonderungen, ihre aromatische »Unterschrift«) und genießen vorurteilslos den starken Andrang der Pheromone.

Doch wie sieht es bei all den Frauen aus, die unter dem

»Wasch dich nicht – ich komme nach Hause!«

NAPOLEON AN JOSEPHINE
auf seinem Rückweg von der Front nach Paris

Bombardement von Botschaften in den Medien, die die Wichtigkeit weiblicher »Frische« betonen, oder von »Fisch«-Witzen zermürbt dieselben Vorurteile haben und ihrem Körper mit Angst, Scham oder vielleicht sogar Selbstverachtung begegnen? Und Cunnilingus mit seiner Eliminierung der Distanz und der unvermeidlichen Intimität ist oft ein Blitzableiter, der Ängste kanalisiert.

All dieser Wirbel und Zirkus nur wegen der Hygiene – wo doch die weiblichen Genitalien in Wirklichkeit ein selbstreinigendes System sind, *viel hygienischer als viele anderen Körperteile einschließlich des Mundes*! Einer der Gründe, warum eine Frau oft feucht ist, selbst wenn sie nicht erregt ist, besteht darin, dass diese Absonderungen die Scheide auf natürliche Weise bakterienfrei halten. Die Wissenschaftsautorin Natalie Angier schrieb: »Die Vagina ist ein eigenes Ökosystem, ein Land unbesungener Symbiosen und vitaler Kräfte. Das traditionelle Konzept der Scheide besagt, dass sich dort unten ein Sumpf befindet, doch Tidebecken wäre eine genauere Beschreibung: wasserhaltig, stabil, aber gleichzeitig in ständigem Fluss.«

Diesem Ökosystem liegt ein hoch entwickelter Symbioseprozess zugrunde, bei dem gesunde Bakterien schützen und die ungesunden abwehren. Es wurde gesagt, dass die Genitalien der Frau so sauber wie ein frischer Becher Joghurt sind, und dieser Vergleich wird oft angestellt, da die im Joghurt vorkommenden Bakterien – Laktobazillen – auch in den weiblichen Scheidenabsonderungen vorkommen. Wenn diese Symbiose gefährdet wird und ungesunde, anaerobe Bakterien die Überhand gewinnen, kann der Verzehr von Joghurt oft dabei helfen, eine Infektion abzuwehren und das Gleichgewicht wiederherzustellen.

Wenn der Genitalbereich schlecht riecht, sollte man zuerst einmal der Körperhygiene Aufmerksamkeit schenken. Genau wie Männer schwitzen auch Frauen dort unten, und häufig kann eine Dusche oder ein Bad oder auch die von den Franzosen so bezeichnete »Nuttenwäsche« (eine schnelle Erfrischung der Achselhöhlen und des Genitalbereichs) helfen, unerwünschte Gerüche loszuwerden. Später, in Teil II: Spielanleitung (ab S. 117), werden wir sehen, wie diese Aktivitäten erotisch gestaltet und Hygiene in den Erregungsprozess einbezogen werden kann.

Wenn jedoch der Körperhygiene Aufmerksamkeit geschenkt wurde und immer noch ein störender Geruch vorhanden ist, sollte man wohl doch zum Arzt gehen: Es könnte sich um eine Infektion (bakterielle Vaginose) handeln, bei der ein Mangel an Laktobazillen ein Ungleichgewicht schafft und die Ansammlung von anaeroben Bakterien ermöglicht. Hier kommt Natalie Angier zufolge oft der Vergleich mit Fischgeruch ins Spiel, da diese Mikroben Trimethylamin produzieren, dieselbe Substanz, die bewirkt, dass alter Fisch stinkt.

Eine Frage des Geruchs

Frage: »Nach fünf Jahren in einer monogamen Beziehung während und nach der Unizeit beschlossen meine Freundin und ich, uns zu trennen, um andere potenzielle Partner kennen zu lernen. Bevor wir uns trennten, hatte ich keinerlei Probleme mit ihrem Geruch, wenn ich sie oral befriedigte; ehrlich gesagt habe ich gar keinen Geruch bemerkt. Aber dann, sieben Monate später, zogen wir wieder zusammen, und ich stellte einen *deutlichen* Unterschied fest. Sie roch irgendwie ... stärker. Schließlich normalisierte sich ihr Geruch wieder, aber was war da passiert? Hatte sie möglicherweise eine Infektion?«

Antwort: Der Wissenschaftsautorin Natalie Angier zufolge können Frauen eine Vaginose (eine Infektion, die sich auf ihren Geruch auswirkt) bekommen, wenn sie ungeschützten Sex haben. Sperma ist stark alkalisch, sehr viel alkalischer als alle anderen Körperflüssigkeiten. Bei ungeschütztem Sex bewirkt dies, dass der gesamte pH-Wert der Scheide ansteigt und es für kurze Zeit ermöglicht, dass ungesunde Bakterien überhand nehmen.

Normalerweise passt sich der Körper schnell wieder normalen Werten an, speziell dann, wenn das Sperma vertraut ist, d.h. wenn zwei Partner in einer monogamen Beziehung leben. Doch wenn die Frau Sex mit einem oder mehreren neuen Partnern hat, ist der Körper möglicherweise

nicht in der Lage, das Gleichgewicht aufgrund von immunologischen Faktoren so schnell wiederherzustellen.
In gewisser Weise kann Geruch also Anzeichen von Promiskuität sein, und wahrscheinlich ist dies der Grund dafür, warum das *Kamasutra* von unzüchtigen Frauen sagt, dass sie nach Fisch riechen.

Gertrude Stein, selbst Cunnilinguistin, irrte sich möglicherweise: Eine Rose ist eine Rose ist *nicht immer* eine Rose. Manche Frauen werden mit einem Ungleichgewicht geboren und neigen eher zu Vaginose und stärkerem Geruch. Neben dem Verzehr von Joghurt bieten sich Behandlungen mit Antibiotika an, die das Gleichgewicht wiederherstellen können.

Jede Frau riecht und schmeckt anders. Manche sind süßer als andere, einige haben einen stechenderen Geschmack, wieder andere sind neutraler und schwer zu beschreiben. Manchmal sind die Unterschiede subtil, dann wieder stärker. Dieselbe Frau riecht und schmeckt auch nicht immer gleich. Viele Faktoren können sich auf Geruch und Geschmack auswirken, beispielsweise Ernährung, Vitaminmangel, medikamentöse Behandlung, Zyklus (manche Frauen produzieren vaginale Absonderungen mit Verbindungen – so genannten aliphatischen Säureketten –, die bewirken, dass sich der Geruch abhängig von der Phase des Menstruationszyklus ändert), Infektionen, Hydration, Alkohol, Drogen, Tabak. Ungeschützter Sex kann sich ebenfalls auf den Geruch einer Frau auswirken, da Sperma stark alkalisch ist und den pH-Wert des vaginalen Ökosystems erhöht.

Was Geschmack und Geruch sowie allgemeine Besorgnisse in Bezug auf Hygiene betrifft, sollten Sie Ihre Ängste daraufhin abklopfen, ob sie nicht durch zu starke Aktivität von »Angstmachern« ausgelöst wurden. Dies ist ansteckend, wenn nicht sogar viral. Sie sollten wissen, dass eine gesunde Vagina eine saubere Vagina ist. Lassen Sie es nicht zu, dass durch Ihre Angst ein Teufelskreis ausgelöst wird; verwandeln Sie Ihre nervöse Energie lieber in Begeisterung. Genießen Sie ihre einzigartige *cassolette* – eine Vorstellung, auf die Sie ein Glas trinken und einen Toast aussprechen sollten!

»Tatsächlich ist die Idee, Wein und Frauen miteinander zu verbinden, nicht übel, da der Säuregehalt der gesunden Scheide etwa der eines Glases Rotweins entspricht. Dies ist eine Vagina, die duftet, eine Vagina mit Bouquet …« (Natalie Angier)

Zum Wohl.

Wir haben Fortschritte gemacht …

Beim oralen Sex, speziell bei Cunnilingus, wurden in Amerika viele Fortschritte gemacht.

In den zwanziger Jahren galt oraler Sex (der auch als »genitaler Kuss« bezeichnet wurde) als Aktivität, die dem Ehebett vorbehalten war. Es war vor allem eine besondere Geste, eine zusätzliche Belohnung als Ausdruck der Intimität, aber nicht unbedingt regelmäßiger Bestandteil der sexuellen Praktiken eines Paars. Es war auf keinen Fall eine alltägliche Aktivität und wurde normalerweise als etwas betrachtet, das vorkam, wenn das Paar bereits Geschlechtsverkehr in einer festen Beziehung hatte.

Die *wilden* zwanziger Jahre waren also offensichtlich eher langweilig.

In den vierziger und fünfziger Jahren wurde die Einstellung etwas lockerer, und Untersuchungen belegen, dass oraler Sex weiter verbreitet und besser als Technik bekannt war, die besonders der Frau Befriedung brachte. Dennoch berichteten 1953 in einem *Kinsey-Report* nur drei Prozent der jüngeren Frauen, die noch Jungfrau waren, dass sie jemals Cunnilingus gehabt hatten. Die Rate unter den verheirateten Frauen war beträchtlich höher.

Während der sexuellen Revolution der sechziger und siebziger Jahre wurde oraler Sex zu einer akzeptierten Praxis für *alle* Paare, unabhängig davon, ob sie verheiratet waren oder nicht. Er wurde besonders populär unter Studenten, was der Grund dafür sein mag, dass bis auf den heutigen Tage »zweimal so viele Frauen, die die Universität besuchten, oralen Sex ausgeübt haben wie Frauen, die keinen Schulabschluss haben, und unter den besser ausgebildeten Frauen hatten doppelt so viele bei ihrer letzten sexuellen Begegnung oralen Sex praktiziert«, wie die Autoren der Erhebung *Sex in America: A Definitive Survey* schrieben.

Während die Rate der Männer, die oral befriedigt wurde, in den sechziger Jahren einen Höhepunkt erreichte und sich dann auf diesem Niveau einpendelte, haben die Frauen offensichtlich in den verbleibenden Jahren des 20. Jahrhunderts die Männer eingeholt, denn die Raten stiegen Jahr für Jahr stetig an. Heute gilt Cunnilingus als wichtiger Teil des Erregungsprozesses, und aufgeklärte und sexuell selbstbewusste Frauen bestehen auf gleichem Recht für alle, indem sie den Partner oral befriedigen, wenn sie selbst oral befriedigt werden. »Wenn es irgendeine grundlegende Veränderung im Drehbuch für Sex zwischen Männern und Frauen gegeben hat, ist es die Zunahme bei der Verbreitung und Häufigkeit von Fellatio und Cunnilingus.« *(Sex in America)*

Egal ob konservativ oder liberal – Frauen aller politischen Überzeugungen genießen Cunnilingus. Bei der Untersuchung der zeitgenössischen sexuellen Sitten unterteilten die Autoren von *Sex in America* (eine 1994 durchgeführte Umfrage auf der Grundlage der Erhebung *National Health and*

Social Life Survey, NHSLS) die Teilnehmer entsprechend dreier Kategorien: traditionell, beziehungsfixiert und spaßorientiert.

Zu den Traditionalisten zählten jene, die behaupteten, ihre religiöse Überzeugung lenke ihr Sexualverhalten *immer*. Sie waren der Überzeugung, dass Homosexualität falsch sei, und sie traten für Einschränkungen bei Abtreibungen ein. Zudem lehnten sie voreheliche Beziehungen, Sex unter Teenagern und außerehelichen Sex ab.

Die Mitglieder der zweiten Gruppe glaubten, dass Sex nicht auf die Ehe beschränkt sein müsse, aber dass er Teil einer liebevollen Beziehung sein sollte. Sie traten für vorehelichen Sex ein, lehnten jedoch Untreue oder Sex ohne Liebe ab.

Die Vertreter der dritten Gruppe waren nicht der Meinung, dass Sex etwas mit Liebe zu tun haben müsse, und sie lehnten zudem Gesetze ab, die den Verkauf von pornografischem Material verboten.

Auf der Grundlage dieser Kategorien hatten 83,6 Prozent der Frauen aus der dritten Gruppe im vergangenen Jahr oralen Sex, gefolgt von 73,9 Prozent der Frauen aus der zweiten Gruppe und 55,9 Prozent der Frauen mit traditionellen Ansichten.

Wenn wir die Zahlen hinsichtlich der Altersverteilung betrachten, wurden 74,7 Prozent der Frauen im Alter von 18 bis 24 Jahren im Vergleich zu 73,7 Prozent der Frauen im Alter von 30 bis 34 Jahren oral befriedigt. Frauen und Männer im Alter von 18 bis 39 Jahren machten Cunnilingus am wahrscheinlichsten zum Bestandteil ihres Sexuallebens, wobei 22,3 bis 24,2 Prozent berichteten, dass sie bei ihrer letzten sexuellen Erfahrung Cunnilingus durchgeführt hatten. Umgekehrt fiel bei den Frauen im Alter von 40 bis 44 Jahren der Prozentsatz auf 12,6. Es scheint also, dass Cunnilingus umso wahrscheinlicher ist, je jünger man ist, und dass bereits in jungen Jahren mit dieser Praktik begonnen wird.

In ihrem Buch *Befreiung zur Lust* aus dem Jahre 1991 schrieb Nancy Friday über Cunnilingus: »Frauen sind endlich erwachsen geworden. Jetzt, da sie Cunnilingus entdeckt haben, können sie nicht genug davon kriegen.«

Das scheint auch auf die Männer zuzutreffen. Glücklicherweise ist die Akzeptanz von Cunnilingus als regelmäßigem Bestandteil der sexuellen Aktivität nicht nur darauf zurückzuführen, dass junge Frauen selbstbewusster und anspruchsvoller werden, wenn es um Gleichberechtigung im sexuellen Bereich geht, sondern auch Hinweis auf eine Verschiebung bei den Einstellungen der Männer.

Da Männer sich der Bedeutung des weiblichen Orgasmus bewusster werden und erkennen, wie unzuverlässig genitaler Verkehr ist, wenn es darum geht, den Höhepunkt auszulösen, nehmen sie Cunnilingus zunehmend in ihr Repertoire der Sexualtechniken auf. So hieß es in einem Artikel des Jahres 1997 in der Zeitschrift *Glamour* (»Gute Nachrichten für Ihr Sexualleben«): »Die Mehrzahl der Männer erklärt, dass sie gerne oral befriedigen«, und in unzähligen Studien wird berichtet, dass Männer das Praktizieren von oralem Sex als sehr angenehm empfinden.

Wenn Sie der Meinung sind, dass all dies zu gut klingt, um wahr zu sein, haben Sie Recht ...

... aber Vorsicht ist geboten

Wenn Sie Cunnilingus in einer unsicheren, ungeschützten Umgebung praktizieren, bringen Sie sich in eine Position, in der ein hohes Risiko für die Übertragung von und/oder die Ansteckung mit Geschlechtskrankheiten wie Aids, Gonorrhöe, Syphilis, Genitalherpes, Chlamydien-Infektion, Genitalwarzen oder auch Hepatitis besteht. (Männer müssen sich auch bezüglich einer nicht durch Gonokokken hervorgerufenen Urethritis Gedanken machen, während Frauen eher wegen einer Beckenentzündung besorgt sein sollten.) Gonorrhöe, Syphilis, eine Chlamydien-Infektion, Urethritis und eine Beckenentzündung werden durch die Übertragung von Bakterien verursacht und können mit Antibiotika behandelt werden, wenn diese Krankheiten früh genug erkannt werden; bei den übrigen Erkrankungen handelt es sich um Virenerkrankungen, die nicht geheilt werden können, obwohl man in einigen Fällen die Symptome behandeln kann. Diese Geschlechtskrankheiten sind stark ansteckend und können zwischen Vulva und Mund in beiden Richtungen übertragen werden.

Heutzutage scheint besonders Aids im Mittelpunkt des Interesses zu stehen, aber »Personen, die sich am wahrscheinlichsten mit einer sexuell übertragbaren Krankheit infizieren, sind nicht identisch mit der Gruppe, bei der ein erhöhtes Aids-Risiko besteht, vielmehr ist diese Risikogruppe viel größer«, wie in der Umfrage *Sex in America* zu lesen war.

Das will nicht heißen, dass kein Risiko besteht, sich über Cunnilingus mit Aids anzustecken oder den Virus zu verbreiten. Die Vaginalabsonderungen von Frauen, die HIV-positiv sind, können kleine Mengen HIV enthalten (wobei sich die Menge während der Menstruation erhöht), und HIV-positive Männer können das Virus auch über Verletzungen im Mundbereich übertragen.

Doch bei ungeschütztem Cunnilingus besteht ein viel größeres Risiko für die Übertragung vieler Geschlechtskrankheiten. Von den Teilnehmern an der NHSLS-Umfrage erklärte einer von sechs, dass er bzw. sie irgendwann einmal eine Geschlechtskrankheit gehabt habe, und eine beträchtliche Prozentzahl der Befragten gestand, dass dies im abgelaufenen Jahr der Fall gewesen sei. »Um die Zahlen in die richtige Perspektive zu rücken: Fast so viele Personen sagten, dass sie im abgelaufenen Jahr unter einer Geschlechtskrankheit gelitten hätten, wie Frauen erklärten, dass sie im abgelaufenen Jahr schwanger gewesen seien.« *(Sex in America)*

Auf der Grundlage dieser Zahlen scheint es wahrscheinlicher, dass Frauen irgendwann einmal in ihrem Leben mindestens eine Geschlechtskrankheit gehabt hatten. Bei ihnen war es doppelt so wahrscheinlich wie bei den Männern, Genitalwarzen zu bekommen, und doppelt so wahrscheinlich, sich mit genitaler Herpes zu infizieren. Insgesamt hatten sich 18 Prozent der Frauen und 16 Prozent der Männer mit einer der neun Geschlechtskrankheiten angesteckt, die von der Umfrage abgedeckt wurden, wobei die Chlamydien-Infektion und Genitalwarzen an erster Stelle standen und die früher häufiger auftretende Gonorrhöe von ihrem Spitzenrang verdrängten. Die Autoren von *Sex in America* betonen, dass die höhere Rate von Geschlechtskrankheiten unter Frauen keinesfalls Anzeichen für höhere Promiskuität sei, sondern dass »es für einen Mann mindestens doppelt so einfach ist, eine Frau mit praktisch jeder Geschlechtskrankheit einschließlich Aids zu infizieren, wie es für eine Frau ist, einen Mann zu infizieren«.

Glücklicherweise ist es möglich, die Einstellungen und Praktiken genau zu bestimmen, die die Wahrscheinlichkeit des Risikos einer Infektion erhöhen. »Obwohl wir feststellen, dass eine große Anzahl der Amerikaner mindestens einmal in ihrem Leben eine Geschlechtskrankheit hatten, ist es nicht dem Zufall überlassen, wie diese Krankheiten zuschlagen ... Diejenigen, die sich am wahrscheinlichsten infizieren, haben ein Merkmal gemeinsam: Sie haben viele Sexualpartner.«

Wenn ein Mann zwei bis vier Sexualpartner im Verlauf seines Lebens hat, beträgt die Wahrscheinlichkeit, dass er sich eine Geschlechtskrankheit zuzieht, etwa drei Prozent. Mit zunehmender Zahl von Partnern nimmt auch das Risiko zu. Bei mehr als 20 Partnern beträgt das Risiko etwa 28 Prozent. Dasselbe Muster trifft in etwa auf die Frauen zu, wobei die Werte leicht ansteigen und das Spektrum zwischen fünf und 35 Prozent liegt.

Es sollte daher nicht überraschen, dass es sich bei Beziehungen zu einer Vielzahl von Sexualpartnern eher um Beziehungen außerhalb einer monogamen Beziehung handelt, wobei der jeweilige Partner wahrscheinlich ähnlich viele Sexualbeziehungen hat, sodass sich das Risiko, mit einer Geschlechtskrankheit in Kontakt zu kommen, stark erhöht.

Wie sich herausstellte, löst die Promiskuität einen Dominoeffekt an riskanten Verhaltensweisen aus: »Je mehr Partner eine Person hat, desto wahrscheinlicher ist es, dass der Betreffende Sex mit Personen hat, die selbst viele Partner hatten, dass er Sex mit praktisch fremden Personen hat, während dieser sexuellen Begegnungen möglicherweise unter dem Einfluss von Drogen oder Alkohol steht. Und obwohl es wahrscheinlicher ist, dass ein Kondom verwendet wurde, scheint die höhere Verwendungsrate von Kondomen nicht groß genug zu sein, um die höheren Risiken einer Infektion auszugleichen.« *(Sex in America)*

Jetzt kennen Sie die Fakten.

Richtig essen

Cunnilingus mag eine ungezwungene Aktivität sein, was jedoch nicht heißt, dass Sie da nachlässig herangehen sollten. Sorgen Sie dafür, dass Sie auch hier Safer Sex betreiben. Wenn Sie mit einer neuen Partnerin zusammen sind, sollten Sie offen und ehrlich miteinander reden. Seien Sie bereit, über aktuelle Sexualpartner, Sexualbeziehungen in der Vergangenheit, riskante Verhaltensweisen, Geschlechtskrankheiten, Aktivitäten in der letzten Zeit und Ihre Einstellung zu geschütztem Sex zu sprechen. Sie sollten wissen, dass einige Geschlechtskrankheiten keine Symptome zeigen und gedeihen, ohne dass Sie es wissen. Wenn Sie also von der Hitze des Augenblicks hingerissen werden, sollten Sie den Verstand einschalten, bevor Sie ungeschützt Cunnilingus durchführen. Egal, wie groß die Verlockungen sind – selbst der kleinste Akt ist nicht gefahrlos.

Wenn Sie unsicher oder nervös sind, sollten Sie das Risiko nicht eingehen. Es lohnt sich nicht, und wenn Sie auf oralen Sex insgesamt nicht verzichten wollen, sollten Sie zumindest Vorsichtsmaßnahmen ergreifen und Barrieren, beispielsweise einen Dental Dam, verwenden (dabei handelt es sich um einen dünnen Latexstreifen, der auf die Vulva gelegt wird, während Sie Cunnilingus praktizieren) oder Latexhandschuhe oder Fingerlinge, wie Mitarbeiter in Restaurants sie benützen, um sich vor Schnittverletzungen zu schützen. Diese Accessoires für Safer Sex finden Sie in der Drogerie oder Apotheke, oder Sie können sie per Postversand bestellen. Zur Not reicht auch ein Stück Klarsichtfolie aus.

Wenn all dieses Gerede über Schutzmaßnahmen Sie eher abtörnt – es gibt einen Silberstreifen am Horizont: Sie können auf jeden Fall oralen Sex haben, der HEISS und sicher ist! Später werden wir uns speziellen Techniken zuwenden, bei denen eine Safer-Sex-Ausrüstung einbezogen, das Erlebnis aber dadurch nicht vermindert wird. Als Erstes müssen Sie wissen, was Sie zum Schutz brauchen, und dann, wie Sie es verwenden sollten.

Bei sexueller Aktivität ist ein Kondom wahrscheinlich immer griffbereit und könnte von beiden Partnern ins Spiel gebracht werden. Während Kondome im Allgemeinen akzeptiert und häufig verwendet werden, kann man dies vom Dental Dam und dem Zubehör, das Cunnilingus sicher macht, nicht behaupten. Die Aufforderung, ein Kondom zu verwenden, ist das übliche Verfahren, über das sich niemand besonders Gedanken macht, während ein Dental Dam mehr Aufmerksamkeit erregt und eventuell eher als Signal wahrgenommen wird, dass ein Risiko besteht, als dass er den Wunsch nach Sicherheit ausdrückt. Vielleicht ist dies darauf zurückzuführen, dass Kondome einen doppelten Zweck erfüllen, indem sie unerwünschte Schwangerschaften und unerwünschte Krankheiten verhindern, während der Dental Dam nur aus letzterem Grund verwendet wird. Kurz gesagt:

> »Die Wahrheit ist, dass Frauen nicht wollen, dass der Partner einen Dental Dam verwendet, weil er das Vergnügen reduziert. Wenn man ihn verwenden will, muss man proaktiv sein.«
>
> NICK, 27

Kondome verkörpern oft positive Attribute (Achtsamkeit und Sicherheitsdenken), während der Dental Dam negativ als Hinweis auf ein Risiko gesehen werden könnte. Es gibt nur wenige Männer, die bereits seit Jahren den Dental Dam mit sich im Portemonnaie herumtragen und auf die Gelegenheit warten, ihn zu verwenden, und genauso rar sind Frauen, die auf der Verwendung bestehen.

Doch bei all unserem Reden über Vorsichtsmaßnahmen und Schutz gibt es keinen Ersatz für das unbehinderte Verschmelzen unserer Körper. Wie die Verbindung von zwei Stromkabeln zur Erzeugung des Stromflusses bewirkt Ihre Zunge an ihrer Vulva die Verbindung von Tausenden von Nervenenden, das Abfeuern von Neuronen, das Summen von Rezeptoren und schließlich das Verschmelzen von Körper und Seele in einem pulsierenden Strom. Solche Freuden genießt man letztendlich in einer vertrauensvollen, festen Beziehung. Sally Tisdale schrieb dazu:

»In der Tiefe der sexuellen Leidenschaft hat die Haut des anderen die Qualität eines Schatzes; die profanen Absonderungen unserer Körper sind Honig, Manna, Licht. Von den Flüssigkei-

ten des anderen abgeschnitten zu sein ist schrecklich; unsere Flüssigkeiten sind dafür bestimmt, dass sie sich vermischen; es verlangt uns nach dieser Verbindung, die gleichzeitig so ungeheuerlich und rein ist.«

Wenn Sie sich mit Safer Sex befassen, sollten Sie daran denken, was Dr. Comfort in seinem Buch *New Joy of Sex* zu sagen hatte: »Es gibt keinen Anlass zur Panik oder irgendeinen Grund, auf die Freuden des Sex zu verzichten – es geht einfach nur um auf Sachkunde beruhende Vorsicht.«

Das Cunnilinguistische Manifest

»Jeder nach seinen Fähigkeiten,
jedem gemäß seinen Bedürfnissen.«

DAS KOMMUNISTISCHE MANIFEST

»Für sie nach Ihren Fähigkeiten,
von Ihnen gemäß ihren Bedürfnissen.«

DAS CUNNILINGUISTISCHE MANIFEST

Nichts erregt Herz und Geist des Mannes so sehr wie starke Worte. Bevor wir uns Teil II zuwenden und uns auf spezifische Oraltechniken konzentrieren wollen, sollten Sie Teil I als Manifest betrachten, als einen Aufruf zum Handeln, der uns zuallererst dazu drängt:

- den weiblichen Erregungsprozess zu respektieren,
- die eigene Befriedigung beim Streben nach gegenseitiger Lust hinauszuschieben,
- die Klitoris mit all ihren vielfältigen Aspekten kennen und schätzen zu lernen,
- die Klitoris während des gesamten sexuellen Reaktionsprozesses angemessen zu stimulieren,

- Konventionen über Bord zu werfen, die die genitale Penetration als Gipfel sexuellen Vergnügens idealisieren,
- sich selbst von Klischees und Vorurteilen zu befreien,
- geduldig, respektvoll, sensibel und zärtlich zu sein,
- einen lustorientierten, nicht zielorientierten Ansatz zu wählen,
- jeden Akt als einzigartigen Prozess von Geben und Nehmen, Wissen und Lernen zu betrachten,
- sich mit allem Ernst, großzügig und von ganzem Herzen hinzugeben, selbst wenn es sich um eine zwanglose, nicht auf die Dauer ausgelegte Beziehung handelt.

Dies ist leichter gesagt als getan. Selbst Karl Marx erkannte, dass die richtigen Vorbedingungen für den Erfolg vorhanden sein müssen, damit aus Worten Handlungen werden. In der cunnilinguistischen Revolution dürfen wir die tückischen Kräfte von Furcht, Angst und Ignoranz nicht unterschätzen.

Eine Frau könnte starke Konflikte erleben, wenn es darum geht, Cunnilingus zu praktizieren, und die Erfahrung könnte für sie angstbeladen sein. Wer weiß, welch emotionale Lasten sie mit sich herumschleppt! Betrachten Sie nichts als selbstverständlich. Cunnilingus hat etwas völlig Nacktes, eine Verletzbarkeit an sich, die es zu respektieren und zu ehren gilt. Ihre Partnerin bietet sich Ihnen dar, sodass Sie sie sehen, riechen, schmecken und aus erster Hand betrachten können; sie gestattet Ihnen die Erforschung eines Teils ihres Körpers, den sie selbst möglicherweise als nicht vertraut und geheimnisvoll empfindet. Vielleicht denkt sie, dass ihre Vulva hässlich, ungepflegt, unberechenbar in Bezug auf ihre Absonderungen und ihren Geruch und seltsam ist. Vielleicht besteht sie darauf, dass Sie sich wörtlich und im übertragenen Sinne im Dunkeln lieben.

Als Cunnilinguisten müssen wir in Bezug auf unsere Vorsätze engagiert, unerschütterlich und selbstbewusst sein. Wenn sie spürt, dass wir auch nur im Geringsten ambivalent, unaufrichtig oder ungeduldig sind, mühen wir uns vergeblich. Nur wenn wir Vertrauen aufbauen, können Sie sie beschwichtigen und sie in eine tiefere, mehr dem Instinkt verhaftete Zone des Ichs bringen, an einen Ort, wo sie all ihre Hemmungen aufgeben und sich der weichen, warmen Nässe Ihrer Zunge hingeben kann.

Diesem Zweck dienen die folgenden drei Prinzipen des Cunnilinguistischen Manifests:

- Ihre Partnerin oral zu befriedigen erregt *Sie*; Sie genießen es genauso sehr wie sie.
- Eile ist nicht geboten; sie hat alle Zeit der Welt. Sie wollen jeden Augenblick genießen.
- Ihr Duft ist provozierend, ihr Geschmack ist umwerfend: Alles rührt von derselben wunderbaren Essenz her.

Vermitteln Sie diese drei Prinzipien körperlich und verbal; wiederholen Sie sie immer wieder auf jede mögliche Art und

Weise; sprechen Sie sie aus; zeigen Sie sie; verkörpern Sie sie. Seien Sie stark und verständnisvoll. Wenn Ihre Partnerin Probleme oder Ängste hat, sprechen Sie diese mit ihr durch. Arbeiten Sie sich durch ihre Ängste hindurch. Lenken Sie sie zu einem Durchbruch. Seien Sie ein netter Kerl.

Ein kleiner Zungenschlag für den Mann, ein großartiges Erlebnis für die Frau.

Cunnilinguisten aller Länder: Vereinigt euch! Die Revolution steht kurz bevor.

Viva la Vulva!

Teil II
Spielanleitung

»Dies ist ein perfektes Gedicht:
Verlangen zu erwecken, es zu nähren,
zu entwickeln, zu steigern, zu stimulieren – und
es zu befriedigen.«

BALZAC

Ein Hinweis zum Spielablauf

Wie in Teil I erörtert, galt Cunnilingus traditionell als optionaler Aspekt des Vorspiels statt als vollwertiger sexueller Akt, der die Frau durch den ganzen Prozess sexueller Reaktion lenken kann.

Wenn wir oralen Sex (wie auch andere wichtige Aktivitäten, beispielsweise die manuelle Stimulation der Klitoris) in den Bereich des Vorspiels verbannen, tun wir Folgendes:

- Wir lassen die Bedeutung dieser lustorientierten Aktivitäten unberücksichtigt.
- Wir schränken ihre Rolle im Gesamtprozess von Erregung und sexueller Reaktion ein.
- Wir propagieren die genitale Penetration als zentrales Element der sexuellen Erfahrung.

Dadurch tut sich ein Abgrund zwischen Zunge und Klitoris auf – ein Abgrund, der oft nicht mit dem Penis überbrückt werden kann.

Zudem verstärkt die Verbannung von Cunnilingus in die Praktiken des Vorspiels die falsche Vorstellung, dass die Zunge am besten in den Frühstadien sexueller Erregung eingesetzt wird, wenn in Wirklichkeit das Gegenteil gilt: Aufgrund der erhöhten Empfindsamkeit der Klitoris geht man die direkte Stimulation am besten langsam und stufenweise an. Idealerweise gehen ihr eine Vielfalt erotischer Aktivitäten voraus.

Kurz gesagt: Cunnilingus ist *kein* Vorspiel, sondern das *Hauptspiel*, die beste Methode, um beständig verschiedene Methoden der Klitorisstimulation anzuwenden, und eine Aktivität, die wie die genitale Penetration einen angemessenen Prolog erotischer Aktivitäten erforderlich macht. In unserer Diskussion der Techniken handelt es sich beim *Vorspiel* daher um jene Aktivitäten, die dem Hauptspiel, jenem großartigen Walzer von Zunge und Klitoris, vorausgehen.

Aristoteles erklärte: »Eine Mitte ist, was sowohl selbst auf etwas anderes folgt als auch etwas anderes nach sich zieht.« Während beim Mann der Abschluss des sexuellen Reaktionsprozesses praktisch mit der Explosion des Orgasmus zusammentrifft, wurde immer wieder demonstriert, dass die Frau nach dem Höhepunkt länger braucht, um in den Vorerregungszustand zurückzukehren; daher ist das Zusatzspiel so wichtig.

Und damit haben wir den Spielverlauf vor uns: Vorspiel, Hauptspiel und Zusatzspiel, was zusammen ein großartiges sexuelles Drama ergibt.

Also – Vorhang auf!

Vorspiel: Lexikon wichtiger Begriffe

»Ein schlechter Anfang führt zu einem schlechten Ende.«

EURIPIDES

»Man nehme keine Abkürzungen, die auf Kosten der Klarheit gehen.«

ELEMENTS OF STYLE

Atem, schlechter: Bei all dem Gerede über Hygiene sollten Sie die eigene und dabei speziell die Mundhygiene nicht vergessen, denn Ihr Mund enthält mehr Bakterien als die Vagina. Statt die Zähne zu putzen, was Schnitte und Wunden verursachen und das Risiko, eine Geschlechtskrankheit zu verbreiten oder sich damit anzustecken, erhöhen könnte, sollten Sie Ihren Mund einfach mit einem *milden* Mundwasser ausspülen. Aus denselben Gründen sollten Sie vor sexueller Aktivität auch nicht Ihre Zähne mit Zahnseide reinigen.

Atmung der Frau: Die meisten Männer halten die Feuchtigkeit der Scheide für den zuverlässigsten Indikator des Erregungszustands ihrer Partnerin, und obwohl tatsächlich eine starke Beziehung zwischen Feuchtigkeit und sexueller Reaktion besteht, könnte diese Feuchtigkeit bei ihr aus Gründen vorhanden sein, die nichts mit dem Ausmaß ihrer sexuellen Erregung zu tun haben. Die Atmung andererseits ist ein oft vernachlässigter Indikator. Wenn die Frau stärker erregt wird, achten Sie auf die entsprechenden Veränderungen in ihrer Atmung und die Anspannung ihrer Bauchmuskulatur.

Bad: Reinlichkeit ist ein wichtiger Teil jeder sexuellen Begegnung, besonders im Hinblick auf Cunnilingus. Überempfindlichkeit in Bezug auf die Genitalhygiene ist der größte Vorbehalt, den Männer bei Cunnilingus haben, und auch eine Quelle der Angst für Frauen, die sich Sorgen machen, dass der Partner zimperlich sein könnte. Integrieren Sie ein gemeinsames Bad ins Vorspiel. Heben Sie Ängste in einem romantischen Ereignis auf.

Bänder: Zum Fesseln. Den Liebespartner während der sexuellen Aktivität zu fesseln ist eine populäre Phantasievorstellung, die sich im Gegensatz zu anderen leicht in die Tat umsetzen lässt und erotisch ist. Wenn man es als unbeschwerte, spielerische Aktivität angeht, ist das Fesseln eine Möglichkeit zum Durchspielen dominanter Rollen und für den Ausdruck gesunder, sexueller Aggression, der Spaß macht und nicht von Schuldgefühlen belastet ist. Der Körper der Partnerin wird stimuliert, da sie ihre Muskeln intensiver anspannen kann als im nicht gefesselten Zustand, und es regt auch ihren Geist an, da sie sich der Lust hingeben und in einer Art und Weise spielen kann, bei der sie sich normalerweise verlegen oder schüchtern fühlen würde. Zudem werden Sie ermutigt, sich Zeit zu nehmen und Ihrer Partnerin viel Aufmerksamkeit zu schenken, während sie sich Ihren Neckereien unterwirft. Wenn dieses Thema für Sie neu ist, sollten Sie lieber übervorsichtig sein und die Hinweise im Anhang durchlesen, bevor Sie sich diesen Praktiken zuwenden.

Bart: Wenn Sie keinen weichen Vollbart haben, sollten Sie sich rasieren, da Bartstoppeln ihre Vulva, die Innenseiten ihrer Oberschenkel und andere empfindliche Bereiche reizen könnten.

Bewusstsein: Passen Sie sich den Nuancen der sexuellen Reaktion an; konzentrieren Sie sich, und achten Sie darauf, dass Ihnen der Prozess nicht entgleitet. Jeder Augenblick baut fortwährend auf dem vorhergehenden auf, was zu einer nahtlosen Erfahrung führt. Denken Sie daran, was Aristoteles gesagt hat: »Am allerwichtigsten ist die Struktur der Ereignisse. Wird eines von ihnen verlagert oder entfernt, wird das Ganze zerstückelt und gestört.«

Brüste: Obwohl es tatsächlich eine biologische Grundlage für die Lustkopplung zwischen Brüsten und Vulva in der Form von Oxytocin gibt (eine Chemikalie, die unsere Empfindsamkeit gegenüber Berührungen erhöht und die bei Stimulation der Brüste im Genitalbereich der Frau freigesetzt wird), belegen unzählige Studien, dass der Brustkontakt *Männer* stärker stimuliert als Frauen. In einer Kinsey-Untersuchung der weiblichen sexuellen Reaktion erklärten nur elf Prozent der befragten 8000 Frauen, dass sie ihre Brüste während der Masturbation streicheln (im Vergleich zu 84 Prozent, die die Klitoris oder kleinen Schamlippen streichelten). Wir können daher wohl davon ausgehen, dass im Hinblick auf die Brüste eine wesentliche Komponente der Lust der Genuss seitens des Mannes ist. Jede Frau ist in Bezug auf die Empfindsamkeit ihrer Brüste anders, daher sollten Sie lieber besonders sanft und zärtlich vorgehen und auf ihr Feedback achten. So meinte eine Interviewpartnerin des Autors: »Genießt es, statt wie ein Säugling zu saugen.«

Fellatio: Es wird ihr ein besonderes Vergnügen sein, Ihnen Genuss zu bereiten, und dafür gibt es nichts Besseres als großzügige orale Aufmerksamkeit. Aber lassen Sie sich nicht zu sehr hinreißen. Unzähligen Umfragen zufolge genießen Männer Fellatio genauso wie, wenn nicht sogar mehr als Geschlechtsverkehr, und dies ist die einfachste Möglichkeit für eine Frau, einen Mann zum Orgasmus zu bringen. Wenn Ihre Partnerin Sie oral befriedigt, ist dies keine Erlaubnis, zum Höhepunkt zu kommen. Wenn Fellatio daher etwas ist, das Sie lieben und unbedingt haben müssen, genießen Sie einen »leichten Snack« während des Vorspiels und bitten um mehr Aufmerksamkeit nach dem Hauptspiel.

Finger, Stimulation: Wenn Ihre Partnerin erregt ist, ihr Körper also durch Ihre Aufmerksamkeit erweckt und empfindsam gemacht wurde, wird sich die manuelle Stimulation ihrer Vulva als das Glanzstück des Vorspiels erweisen; planen Sie ausreichend Zeit ein, um genau die richtige Kombination aus Druck, Bewegung und Rhythmus einzusetzen.

Bevor Sie sich ans Werk machen, könnten Sie Ihre Hände mit Gleitmittel anfeuchten (unter dem Stichwort *Gleitmittel* finden Sie Hinweise für die Wahl des richtigen), obwohl die natürliche Feuchtigkeit Ihrer Partnerin zu diesem Zeitpunkt gleichmäßig »im Fluss« sein sollte. Achten Sie darauf, dass Ihre Fingernägel kurz geschnitten sind, da diese sonst den Genitalbereich der Frau reizen und kleine Kratzer und Verletzungen verursachen könnten. Schrittweise Anleitungen und Illustrationen zum virtuosen Einsatz Ihrer Finger finden Sie im Anhang.

Fußmassage: Eine gute Fußmassage ist eine der am meisten unterschätzten und zu wenig genutzten Formen der erotischen Stimulation, die Endorphine in den Blutstrom ausschüttet und dem ganzen Körper Energie verleiht. Machen Sie sich keine Gedanken, weil Sie kein professioneller Masseur sind. Sorgen Sie einfach für ständigen Kontakt zwischen Hand und Fuß, und massieren Sie jeweils einen Fuß mit beiden Händen. Bearbeiten Sie den ganzen Fuß – Sohle, Ballen, Knöchel und Zehengelenke –, bevor Sie sich dem anderen Fuß zuwenden. Wenn Sie möchten, küssen Sie die Zehen Ihrer Partnerin. Manche Frauen können dies nicht aushalten, während andere allergrößtes Vergnügen dabei empfinden.

Gleitmittel, künstliches: Ein altes madagassisches Sprichwort besagt: »Die Liebe sollte wie leichter Regen sein und sanft herabfallen, aber den Fluss zum Überfluten bringen.« Doch wenn Ihre Partnerin nicht beständig, leicht oder überhaupt feucht wird, sollten Sie dies nicht persönlich nehmen. In einer Umfrage zum Thema Sex in Amerika im Jahr 1994 beklagten sich 20 Prozent der Frauen darüber, dass sie Probleme hatten, bei sexueller Aktivität feucht zu werden.

Was Cunnilingus betrifft, so ist ein künstliches Gleitmittel weder so wichtig noch so unentbehrlich wie beim genitalen Verkehr. Dr. Comfort schrieb dazu in *The New Joy of Sex*: »Das beste sexuelle Gleitmittel ist Speichel«, und davon gibt es normalerweise bei Cunnilingus genug. Doch selbst der Mund wird hin und wieder trocken, sodass es nicht schadet, ein Gleitmittel in Reichweite zu haben.

Bei der Wahl eines Gleitmittels sollten Sie die Liste der Inhaltsstoffe sorgfältig lesen und sich von Mitteln fernhalten, die auf Öl basieren und Chemikalien wie Nonoxynol-9 enthalten, ein häufig verwendetes Spermizid, das furchtbar schmeckt, brennen und zu Infektionen führen kann. Halten Sie sich auch von Gels wie KY fern, die fettig und schwer sind. Am besten geeignet ist ein Produkt auf Wasserbasis mit wenigen Zutaten. Astroglide ist ein beliebtes Mittel und kommt der Werbung »fast so gut wie die Natur« recht nahe. Über Mangel an Gleitmitteln brauchen Sie sich nicht zu beschweren – genießen Sie es, das richtige herauszufinden.

Kerzen: Männer und Frauen unterscheiden sich hinsichtlich ihrer Einstellung zur Beleuchtung beim Liebesspiel. Wie Hemingway mögen Männer oft »einen sauberen, gut beleuchteten Raum«, in dem sie ihre Kunst praktizieren und beobachten können, während Frauen den Schutz der Dunkelheit zu bevorzugen scheinen. Schließen Sie einen Kompromiss, und zünden Sie Kerzen an.

Kommunikation: Halten Sie im weiteren Verlauf der Ereignisse alle Kanäle – die verbalen und körperlichen – offen; sorgen Sie für ständiges Feedback durch Stimulation und Reaktion. So war in *Sex. A Man's Guide* zu lesen: »In einer Umfrage der Zeitschrift *Redbook* unter 100 000 verheirateten Frauen war der stärkste Indikator für sexuelle und eheliche Zufriedenheit unter ihnen die Fähigkeit, sexuelle Gefühle gegenüber dem Ehemann ausdrücken zu können. Je mehr sie redeten, desto besser bewerteten sie ihr Sexualleben, ihre Ehe und ihr Glücksgefühl insgesamt.« Sagen Sie einander, was Sie mögen und was sie nicht mögen. Seien Sie positiv und konstruktiv; *schroff geäußerte Kritik ist der Tod des Sex.*

Körper, ihr: Denken Sie daran, dass die Haut unser größtes Sexualorgan und der ganze Körper von Kopf bis Fuß eine große erogene Zone ist. Dies gilt besonders für Frauen, da der weibliche Körper normalerweise kleiner als der männliche und dieselbe Anzahl von Nerven daher über eine viel kleinere Oberfläche verteilt ist; daher ist die Anzahl der empfindsamen Rezeptoren beim weiblichen Körper verhältnismäßig größer. Zudem ist die weibliche Haut im Allgemeinen dünner und weniger behaart als die des Mannes, sodass Empfindungen klarer wahrgenommen werden. Sexualforscher haben beobachtet, dass manche Frauen zum Orgasmus kommen können, wenn nur ihre Augenbrauen gestreichelt oder ihre Ohrläppchen geküsst werden. Voltaire schrieb: »Die Liebe ist der Stoff, den die Natur gewebt und die Phantasie bestickt hat.«

Küssen: Shelley schrieb hierzu: »Eine Seele trifft die andere auf den Lippen von Geliebten.« Ein Kuss ist wie der Kontakt zweier chemischer Substanzen: Wenn es zu einer Reaktion kommt, werden beide verwandelt. Ein Kuss ist ein einzigartiger und vielseitiger Ausdruck der Seele. Ein Kuss kann spielerisch, geduldig und schüchtern oder gierig, drängend und ungestüm sein. Den tantrischen Lehren zufolge ist die Oberlippe der Frau aufgrund eines besonderen Nervs, der sie mit der Klitoris verbindet, eine der erogensten Zonen ihres Körpers, und angeblich soll sie erotische Energie kanalisieren. Der Kuss funktioniert wie die Sprache: Es gibt praktisch kein Gefühl, das sich nicht dadurch ausdrücken lässt. *Cunnilingus ist einfach nur die Kunst, einen Kuss zu einem umfassenden Akt des Liebesspiels zu erweitern.*

Masturbation: Die Sexualforscher Masters und Johnson sammelten einen großen Teil ihrer Informationen über die sexuelle Reaktion der Frau, indem sie Frauen bei der Masturbation beobachteten. Wichtig: Sie stellten durchweg fest, dass sich die Frauen bei der manuellen Stimulation auf die Klitoriseichel sowie auf den Schaft, den Venushügel und die inneren und äußeren Schamlippen konzentrierten. Aufgrund der erhöhten Empfindsamkeit der Eichel stimulierten die meisten Frauen sie auf dem Höhepunkt der Erregung und vermieden direkten Kontakt im sofortigen Anschluss an den Orgasmus. Dr. Kinsey stellte fest, dass 95 Prozent der Frauen, die er untersuchte, sehr viel häufiger durch Masturbation zum Orgasmus kamen als während der genitalen Penetration. Diese Beobachtung wurde von Masters und Johnson bestätigt, die feststellten, dass über 90 Prozent der Frauen durch Masturbation zum Orgasmus gelangen konnten.

Obwohl Masters und Johnson Übereinstimmungen bei der Art und Weise, wie Frauen masturbierten, feststellten, betonten sie, dass keine Frau genau auf dieselbe Weise masturbiert.

Masturbation, gemeinsame: Nicht nur etwas für die Augen Ihrer Partnerin, sondern eine Gelegenheit zu beobachten, wie sie sich auf einzigartige Art und Weise beständig zum Orgasmus bringen kann – eine Sache, die es sich wirklich lohnt zu studieren. Doch bedenken Sie: Obwohl Masturbation eine häufig vorkommende, oft gemeinsame Erfahrung ist, gibt es hier heutzutage noch viele Tabus. In seiner Studie *Solitary Sex: A Cultural History of Masturbation* schreibt Thomas Laqueur, Geschichtsprofessor an der Berkeley-Universität in Kalifornien: »Im Allgemeinen ist die Masturbation etwas, das in Gesprächen über Sexualität nur selten erwähnt wird: etwas, das man am besten nicht erwähnt und das so verwirrend ist, dass das Thema nur in Witzen angeschnitten wird.«

Wenn Ihre Partnerin noch nie in Ihrer Gegenwart masturbiert hat, sorgen Sie für eine Umgebung von Nähe und Vertrauen. Besonders wichtig ist, ihr mitzuteilen, dass Sie sich so etwas von ihr wünschen, da es Sie erregt und Sie mehr darüber lernen wollen, wie Sie ihr Lust bereiten können.

Unabhängig von den Hürden wird es Ihr Sexualleben verbessern, wenn Sie sich beide dabei wohl fühlen, gemeinsam zu masturbieren. Es ist nicht nur stimulierend, sondern auch eine zuverlässige Lösung in Zeiten, wenn aus irgendeinem Grund sexuelle Aktivität bei der Frau nicht zum Orgasmus führt und sie die Dinge selbst in die Hand nehmen muss.

Musik: Setzen Sie Musik zur Steigerung der Stimmung ein und nicht, um sie abzutöten. Wählen Sie Musik aus, die Sie *beide* dazu bringt, sich zu entspannen, Musik, die Ihnen hilft, sich in einem gemeinsamen Rhythmus und Tempo zu synchronisieren. Die richtige Wahl kann die Sinne stimulieren, während die falsche dazu führt, dass sie sich verschließen. Eine Interviewpartnerin erklärte, dass sie gerne Ravels *Bolero* beim Sex hört, da »er den Prozess der Erregung vermittelt und stimuliert – die Art und Weise, wie Spannung sich langsam und wiederholend aufbaut … und meinen Freund unterbewusst dazu bringt, langsamer zu werden und abzuwarten, bis sich alles zu einem Crescendo steigert«. Eine andere Frau berichtete: »Es mag sich komisch anhören, aber ich höre gerne den Gesang der Wale, wenn ein Mann mich oral befriedigt. Ich habe alle möglichen merkwürdigen Unterwasserphantasien. Manchmal stelle ich mir vor, dass ich der weibliche Wal bin und dass der männliche Wal mit seinem 15 Meter langen Schwanz mich ruft.«

Orgasmen, multiple: Oft wird die Frau einen Orgasmus während des Vorspiels erleben, speziell wenn ausreichende Stimulation wirkungsvoll angewendet wurde. Obwohl alle Frauen über die biologische Fähigkeit zu multiplen Orgasmen verfügen, erleben nicht alle solche, und viele sind sich möglicherweise ihres angeborenen Potenzials nicht bewusst. Wenn sie während des Vorspiels zum Höhepunkt kommt, gehen Sie für ein paar Minuten zu einer milderen Form der Stimulation wie Küssen und Schmusen über, bis Sie sich dem Hauptspiel widmen. Diese Verschiebung der Aktivität ist besonders wichtig, wenn der Orgasmus der Frau das Ergebnis von manueller Stimulation der Klitoris war, da die Klitoriseichel nach dem Orgasmus besonders berührungsempfindlich ist. Lassen Sie Ihre Partnerin etwas abkühlen, aber halten Sie sie warm und auf Sex eingestimmt, indem Sie anderen Körperteilen Ihre Aufmerksamkeit schenken. Nach diesem kurzen Intervall können Sie erneut zur direkten Stimulation der Vulva übergehen und sich auf ihren nächsten Orgasmus vorbereiten.

Penetration: Wenn Cunnilingus das Hauptspiel ist, kann man sich die genitale Penetration als einen Aspekt oder Teil des Vorspiels vorstellen. In der üblichen Missionarsstellung – Sie liegen oben, Ihre Partnerin unten – setzen Sie die Spitze Ihres Penis ein, um nur leicht in ihre Scheidenöffnung einzudringen. Ihr Penis sollte nur im vorderen Bereich ihrer Vagina ruhen. (Wenn dies für Sie in der Missionarsstellung unbequem ist, knien oder sitzen Sie einfach vor ihrer Vulva.) Verweilen

Sie. Verharren Sie. Gehen Sie verschlungene Pfade. Bleiben Sie nah am Scheideneingang. Drücken Sie Ihren Daumen an ihre Klitoriseichel und bewegen Sie sie sanft hin und her, während Sie mit kurzen, flachen Stößen in sie eindringen. Oder drücken Sie den Schaft Ihres Penis an ihre Klitoris, und führen Sie dann sanfte Stöße zwischen den Falten ihrer Schamlippen aus, ohne überhaupt in sie einzudringen. Oder Ihre Partnerin kann Kegel-Übungen (das Anspannen der Beckenmuskulatur) durchführen, während Sie ganz, ganz langsam in sie eindringen. Nehmen Sie sich die Zeit zu spüren, wie sich ihre Beckenmuskeln um Ihren Penis zusammenziehen, während Sie ihn langsam herausziehen.

Phantasie contra Realität: Beachten Sie, dass ein Unterschied zwischen dem Erzählen einer Phantasie und dem Durchspielen derselben besteht. Ersteres ist harmlos und erkundet nur unbekanntes Terrain, während Letzteres oft zu unvorhergesehenen Konsequenzen führen kann, es sei denn, die Betreffenden diskutieren es eingehend und sind sich über die Folgen im Klaren. Dies trifft noch stärker zu, wenn die Phantasievorstellung die vertraute Umgebung des Schlafzimmers verlässt. Der Sex, den wir erleben – vertraut, konstant –, unterscheidet sich meistens sehr stark vom Sex in unserer Phantasiewelt mit all seinen Übertreibungen und Tabus, und vielleicht geht es genau darum. Überlegen Sie es sich zweimal, bevor Sie Phantasievorstellungen Wirklichkeit werden lassen, und denken Sie daran, dass ein reiches Innenleben zu einem gesunden, glücklichen Außenleben beiträgt. Eine

Interviewpartnerin erklärte: »Selbst wenn ich meine Phantasievorstellungen ausleben wollte, wäre dies unmöglich. Ich bräuchte dazu eine Zeitmaschine *und* ein Raumschiff.«

Phantasien: Die Macht der Phantasie ist so groß, dass manche Frauen sich allein durch Phantasievorstellungen ohne jegliche körperliche Stimulation zum Orgasmus bringen können. Studien offenbaren, dass Männer und Frauen sich auf unterschiedliche Weise solchen Phantasievorstellungen hingeben. Im Allgemeinen sind die weiblichen Phantasievorstellungen mehr situationsbezogen und erzählerisch, während die Phantasien der Männer sich eher auf spezifische körperliche und anschauliche Elemente sexueller Begegnungen konzentrieren.

Was die Themen betrifft, gibt es Überlappungen bei Männern und Frauen, und häufige Phantasievorstellungen bei beiden sind mehrere Partner gleichzeitig, leichte Fesselung, Analspiel, Betrügen, die voyeuristische Beobachtung anderer und Sex an öffentlichen Orten.

Phantasien, gemeinsame: Machen Sie es wie Scheherezade aus *Tausendundeiner Nacht*, und integrieren Sie eine Geschichte ins Vorspiel. Wenn Sie kein geborener Geschichtenerzähler sind, könnten Sie sich gegenseitig laut eine Geschichte vorlesen. Hier ein paar literarische Empfehlungen: James Salters erotisches Meisterwerk *Ein Spiel und ein Zeitvertreib*, Anaïs Nins Sammlungen von Kurzgeschichten *Das Delta der Venus* und *Die verborgenen Früchte*, die erotischen *Emmanuelle*-Romane von Emmanuelle Arsan und *Geschichte der O* von Pauline Réage, Harold Brodkeys sexuelle Saga *Unschuld* – vielleicht die großartigste Darstellung einer Cunnilingus-Begegnung, die je niedergeschrieben wurde, Romane von Jerzy Kosinski wie *Passion Play* und *Cockpit*, Henry Millers *Frühling in Paris* und *Stille Tage in Clichy*, Nancy Fridays Anthologie von Phantasievorstellungen, *Befreiung zur Lust* (voller sexueller Phantasien, die von den Betreffenden selbst beschrieben wurden) oder eine der vielen, von Susie Bright herausgegebenen erotischen Anthologien. Wer sich zur Dichtkunst hingezogen fühlt, kann *Die Blumen des Bösen* von Charles Baudelaire oder *Die Großtaten eines jungen Don Juan* von Guillaume Apollinaire lesen. Und jenen, die Comics mögen (das heißt ausgefallene Comics), könnten die äußerst erotischen Werke des Schriftstellers und Illustrators Eric Stanton gefallen, der sich auf Domina-Phantasien spezialisiert hat (nur auf Englisch).

Phantasien, separate: Denken Sie daran, dass es Phantasievorstellungen gibt, die wir aussprechen, und andere, die wir für uns behalten. Respektieren Sie gegenseitig Ihre Privatsphäre und fühlen Sie sich nicht bedroht durch das, was in ihrer Phantasie vorgeht. Den Autoren von *Sex. A Man's Guide* zufolge belegen Studien, dass etwa 85 Prozent der Männer und Frauen beim Geschlechtsverkehr bisweilen sexuelle Phantasievorstellungen haben. Die Autoren zitieren eine Studie von Dr. Harold Leitenberg, der darin zu dem Schluss kommt, dass Menschen, die sich beim Sex Phantasievorstellungen hingeben, größere sexuelle Befriedigung erleben und in ihren Beziehungen weniger sexuelle Probleme haben – selbst wenn die Person, die im Mittelpunkt ihrer Phantasievorstellung steht, eine *andere* ist als die Person, mit der sie eine Beziehung haben.

»Bisweilen fällt es mir schwerer, über meine Phantasievorstellungen als über meine sexuelle Erfahrung zu reden. Was ich sexuell *tue*, ist das Produkt vieler Faktoren, die nicht alle sexuell motiviert sind. Aber das, was ich mir *vorstelle*, ist rein – rein in dem Sinn, dass das Bild ganz aus dem Inneren stammt, aus der Erde des Unterbewussten. Das Land der Phantasie ist das Land des Nichtausgeführten und des Gewünschten.« (Tisdale)

Porno: Speziell Filme. Wir wissen, dass Männer durch sie erregt werden; weniger bekannt ist, dass sie auch bei der Stimulation der Frau eine Rolle spielen können. Dem Buch *Total Sex* zufolge offenbarte eine kürzlich durchgeführte Umfrage unter 500 Besitzern von Videotheken, dass bei der Ausleihe von mindestens 25 Prozent von Videos für Erwachsene Frauen beteiligt sind. Derartige Begeisterung ist ein zweischneidiges Schwert – einerseits ist es beruhigend zu wissen, dass Männer und Frauen diese Vorliebe für filmische Stimulation teilen; andererseits ist die große Mehrzahl von Pornofilmen für den Mann gedacht. Für einen Tempowechsel könnten Sie Filme von Candida Royalle wählen, die speziell für Frauen gemacht werden. Die Regisseurin ist selbst ehemaliger Pornostar und produziert und führt Regie unter dem Banner Femme Productions. Es überrascht nicht, dass diese Filme stärker auf Elementen wie Charakteren und Plot aufbauen, viel Vorspiel zeigen und die sexuellen Aktivitäten, die Frauen wirklich genießen, viel stärker beleuchten. Und anders als bei den Filmen für Männer ist Sex Teil des Handlungsstrangs.

Reizwäsche: Würdigen Sie sie richtig, bevor Sie sich daran machen, sie ihr vom Leib zu reißen. Anders als bei Männern, deren Kreativität bei der Auswahl von Unterwäsche selten über die Entscheidung zwischen Boxershorts oder Slip hinausgeht, wenden Frauen oft beträchtliche Ressourcen – körperlicher, kreativer, finanzieller Art – auf, um in diesem Bereich für viel Abwechslung zu sorgen. Eine Interviewpartnerin sagte hierzu: »Wer meint er eigentlich zu sein, Conan, der Barbar? Er hat meinen Slip mit den Zähnen zerrissen. Er war von La Perla, und ich hatte 50 Dollar dafür ausgegeben!«

Schamhaar: Die Haarpflege ist dem Mann wichtig. Manche Männer lieben Schamhaar und können nicht genug davon bekommen; am liebsten würden sie die ganze Zeit ihre Nase darin reiben, um das volle Aroma des weiblichen Duftes aufzunehmen. Andere stehen auf eine ordentlich zurechtgeschnittene »Frisur«, während wiederum andere den dünnen Streifen eines Mohikaner-Haarschnitts oder auch nur die glatte, nackte Vulva bevorzugen, die von den Chinesen als »weißer Tiger« bezeichnet wird. Letztendlich ist es allein die Entscheidung der Frau. Bedenken Sie dies und respektieren Sie es. Manche Frauen haben keine Lust, sich *noch einem weiteren* Aspekt ihres Erscheinungsbildes widmen zu müssen, und alles, was über einen einfachen Haarschnitt hinausgeht, bedeutet Unbehagen, Jucken und vielleicht sogar Schmerzen.

Sprache: »Der ganze Spaß besteht darin, wie man etwas sagt«, schrieb Robert Frost, und das ist in besonderem Maße wahr, wenn dies auf das Liebesspiel angewendet wird. Einer Umfrage in der Zeitschrift *Men's Fitness* zufolge mögen es über 90 Prozent der Männer, wenn die Partnerin etwas Schmutziges zu ihnen sagt. Wenn Sie also eher zu den stillen Typen im Bett zählen, lösen Sie Ihre Zunge, und verleihen Sie Ihren erotischen Gefühlen Ausdruck.

Aber wählen Sie Ihre Worte klug, und denken Sie daran, was Mark Twain diesbezüglich zu sagen hatte: »Der Unterschied zwischen dem richtigen Wort und dem beinahe richtigen Wort ist derselbe wie zwischen einem Blitz und einem Glühwürmchen.« Dasselbe gilt für Worte, die die Lust vergällen, und für solche, die erregen. Sorgen Sie dafür, dass Ihre Wortwahl die letztgenannte Wirkung zeitigt.

Wenn Sie nach den richtigen Worten suchen, richten Sie sich nach *Elements of Style*: »Die Art und Weise, wie Autoren Sprache einsetzen, offenbart etwas über ihren Geist, ihre Gewohnheiten, ihre Fähigkeiten und ihre Vorurteile.«

Stil: Geben Sie nicht an. So heißt es schon in *Elements of Style*: »Der Anfänger sollte hinsichtlich des Stils behutsam vorgehen und erkennen, dass er ein Ausdruck des Ichs ist. Er sollte sich entschieden von allen Kunstgriffen fernhalten, die der populären Auffassung zufolge angeblich ein Hinweis auf Stil seien – alle Manierismen, Tricks, Verschönerungen. Der Ansatz beim Stil besteht aus Schlichtheit, Einfachheit, Ordnung und Ernsthaftigkeit.«

Dies gilt auch für Experten.

Vermeiden: Während des Vorspiels vermeiden Sie direkte Berührungen ihrer Genitalien für mindestens zehn bis 15 Minuten. Stimulieren Sie andere Bereiche des Körpers Ihrer Partnerin; sorgen Sie dafür, dass sie von Oxytocin durchflutet wird, sodass es in ihrem Blutstrom überallhin gelangt. Sparen Sie sich den Genitalkuss bis zuletzt auf, da der erste Kuss auf die Vulva die Schwelle zwischen Vorspiel und Hauptspiel ist.

Vorfreude: Wecken Sie intensive Gefühle der Vorfreude. Dazu bedarf es nicht viel: ein erotischer Telefonanruf voller Liebesgeflüster vom Büro aus, ein verstohlener Blick beim Abendessen, die leichte Berührung des Nackens. Selbst eine ganz kleine Geste kann dem Banalen erotische Energie verleihen und den Alltag elektrisieren.

Zeit: Davon brauchen Sie besonders viel.

Einführung in das Hauptspiel

»Die richtigen Worte am richtigen Ort – das ist die wahre Definition von Stil.«

JONATHAN SWIFT

Obwohl es unbedingt erforderlich ist, dass sich das Spiel von Anfang bis Ende nahtlos und ohne Unterbrechung entfaltet, lohnt es sich dennoch, den Prozess in Unterabschnitte zu unterteilen, besonders da diese ein Licht auf das Hauptspiel werfen – jene wesentlichen Phasen, in denen sich sexuelle Spannung aufbaut, kulminiert und dann durch den weiblichen Orgasmus freigesetzt wird.

Daher wollen wir das Hauptspiel im Rahmen von sechs einzelnen, leicht verständlichen Phasen erörtern:

- **Phase 1:** Wir gehen mit dem ersten Klitoriskuss vom Vorspiel zum Hauptspiel über.
- **Phase 2:** Wir entwickeln Rhythmus und gewöhnen die Klitoris an die anhaltende Aufmerksamkeit der Zunge.
- **Phase 3:** Wir setzen den Aufbau von Spannung fort, indem wir unsere Energien stärker auf die Klitoriseichel konzentrieren und gleichzeitig die entsprechende manuelle Stimulation einführen.

- **Phase 4:** Wir heizen den sexuellen Reaktionsprozess stärker an und steigern das Erregungsniveau der Partnerin, indem wir die »Klitoristraube« im Inneren zusammen mit der Klitoriseichel stimulieren.
- **Phase 5:** Vororgasmus, wobei wir das optimale Gleichgewicht von Rhythmus und Druck aufrechterhalten, während die Partnerin auf den Höhepunkt zugeht.
- **Phase 6:** Orgasmus, wobei wir die Anzahl der Beckenkontraktionen maximieren und der Partnerin helfen, das volle Potenzial ihres Höhepunkts zu erleben.

In einer Kurzfassung können Sie sich diese Phasen als zielgerichteten Prozess vorstellen, der folgende Dinge umfasst: den ersten Kuss, Entwicklung von Rhythmus, Aufbau von Spannung, Eskalation der Aktion, Vororgasmus und Orgasmus.

Im weiteren Verlauf werden wir unsere Aufmerksamkeit auf eine gründlichere Diskussion dieser sechs Unterabschnitte des Hauptspiels richten, damit im Zusammenhang stehende Themen erforschen, die sich aus dem sexuellen Reaktionsprozess der Frau ergeben, und eine Reihe von Techniken erläutern, die für fortwährende Aktion sorgen.

Doch bevor wir damit beginnen, sollten wir sicherstellen, dass wir uns in der richtigen Position befinden ...

Die Form folgt der Funktion: Position einnehmen

Bevor Sie damit beginnen, Ihre Partnerin oral zu befriedigen, sollten Sie dafür sorgen, dass Sie die für maximale Leistung geeignete Position einnehmen. Schlechte Form macht oft den Unterschied zwischen Erfolg und Versagen aus. Pornofilmen zufolge ist angeblich *jede* Position die richtige: aufrecht an eine Wand gelehnt, auf dem Tisch, über dem Bettrand hängend, an den Deckenbalken hängend – je wilder, desto besser. Doch es sollte nicht weiter überraschen, dass die Pornoindustrie mit Titeln wie *Hannah Does Her Sisters* oder *Titty Titty Bang Bang* im Allgemeinen die erhabene Ästhetik von Kinofilmen meidet.

Vor allen Dingen ist es wichtig, dass wirklich guter Cunnilingus aus einer Position heraus durchgeführt wird, die es dem Gebenden ermöglicht, auf *bequeme* Weise beständigen, rhythmischen Druck über einen längeren Zeitraum auszuüben, während sich die Partnerin entspannen und ganz den Nuancen der Erregung hingeben kann. Es überrascht nicht, dass einer der Hauptgründe, warum Männer nicht häufiger Cunnilingus praktizieren, die körperliche Belastung ist – kurz gesagt, die Schmerzen, die durch die falsche Position hervorgerufen werden. Doch diese sind im Grunde völlig unnötig.

So macht man's falsch

Es gibt einige Positionen, die eher für Pornofilme als für längere Stimulation der Klitoris geeignet sind, und dennoch sind sie leider in der Allgemeinheit ziemlich weit verbreitet. Bestenfalls dienen sie als pikante Ausschmückungen eines Cunnilingus-»Akts«, schlimmstenfalls können sie die ganze Erfahrung ernsthaft untergraben. Diese populären Stellungen sind unter anderem: »69«, SOMF (Sit on My Face; dt.: Sitz auf meinem Gesicht) und stehend an die Wand gelehnt.

»69«

Von den drei erwähnten Stellungen ist »69«, bei der Mann und Frau sich gleichzeitig gegenseitig oral befriedigen, wahrscheinlich die beliebteste und problematischste:

- Bei dieser Position versuchen Sie vom falschen Angriffspunkt aus zu stimulieren. Statt sich ihrer Vulva von »Süden« (also von unten nach oben) zu nähern, kommen Sie von »Norden« (also von oben nach unten). Unabhängig davon, wer sich oben befindet, können Sie Ihre Hände kaum benutzen, und es wird schwierig, die Zunge so einzusetzen, dass die wichtigsten Teile der Klitoris bequem bedient werden. Die Autorin und Kolumnistin Anka Radakovich schreibt über diese Stellung: »Herauszufinden, wie der Mund auf Öffnungen und hervorstehende Teile passt, während gleichzeitig der Rhythmus angeglichen werden muss, ist wie Naked Twister.«

- Wenn Sie geben, während Sie gleichzeitig empfangen, ist es höchst unwahrscheinlich, dass Sie in der Lage sind, sich auf angemessene, gleichmäßige Klitorisstimulation zu konzentrieren. Es besteht sogar die Möglichkeit, so im Augenblick vertieft zu sein, dass Sie die Kontrolle verlieren.
- Schließlich kann diese Stellung nicht über längere Zeit bequem aufrechterhalten werden. Die Partnerin kann sich nicht voll und ganz entspannen und sich auch nicht auf die Nuancen der Erregung konzentrieren. Was oralen Sex betrifft, ist es das Beste, wenn sich ein Partner aufs Geben konzentriert, während der andere sich ganz dem Empfangen hingibt – beides ist äußerst angenehm und sollte konsequent durchgehalten werden.

»69« ist im Grunde eine Neuheit. Damit will ich nicht sagen, dass es nicht eine aufregende Position ist oder nicht eine Möglichkeit für Ihre Partnerin, Lust zu erleben, indem sie Sie oral befriedigt, aber solche Freuden erlebt man am besten während des Vorspiels und nicht beim Hauptspiel.

Wenn Sie während des Vorspiels »69« einsetzen, sollten Sie darauf achten, dass Sie die besten Zungenschläge nicht verschwenden: Sparen Sie sich diese für das Hauptspiel auf. Der erste Kuss auf ihre Vulva sollte ihr den Atem nehmen – vermindern Sie daher diese Vorfreude nicht. Stattdessen küssen Sie die Bereiche, die die Vulva *umgeben*, und nicht die Klitoris. Setzen Sie die Lippen ein, nicht die Zunge. Knutschen und knabbern Sie. Aber halten Sie sich von der Klitoriseichel fern. Verwandeln Sie Ihre Position in eine der Stärke; nutzen

Sie sie, um Ihre Partnerin zu necken und auf eine höhere Ebene zu bringen.

SOMF (Sit on My Face; dt.: Sitz auf meinem Gesicht)

Dasselbe gilt für SOMF, eine Stellung, bei der Sie besseren Zugang zu ihrer Vulva haben als bei »69«, bei der jedoch der Einsatz von Händen und Fingern beträchtlich behindert wird – ein Handel ohne viel Gewinn. Wenn die Partnerin auf Ihrem Gesicht sitzt (oder besser gesagt, um Ihr Gesicht *herum* kniet), wird sie in eine aufrechte Position gezwungen, die ihren Rücken und ihre Beine unnötig belastet. In dieser Stellung ist es höchst unwahrscheinlich, dass sie in ihren sexuellen Reaktionsprozessen sehr weit kommt. Doch es könnte erotisch stimulierend sein, da Ihre Partnerin eine gewisse Dominanz erlebt, sodass diese Stellung durchaus für ein bisschen Spaß gut sein kann.

Stehend an die Wand gelehnt

Dabei lehnt die Frau sich stehend an die Wand, während Sie vor ihr knien. Obwohl es unwahrscheinlich ist, dass sie in dieser Stellung zum Orgasmus kommt, ist es leichter, sie durch die verschiedenen Erregungsphasen zu lenken, da ihr die Wand Unterstützung bietet. Diese Stellung bietet die Chance, die rohe Leidenschaft eines »Quickie« auszuleben, aber ohne die oft damit einhergehende männliche Ejakulation, die die genitale Version dieser Position oft begleitet.

Alle drei Positionen – »69«, SOMF und stehend an die Wand gelehnt – sind nützlich, da sie erotische Stimulation bieten und oft die Dramaturgie des Augenblicks steigern. Mit ein wenig Hilfe durch Ihre Phantasie gibt es bei kreativen Stellungen, die man sich ausdenken und testen kann, keine Grenzen – so bin ich beispielsweise auf ein Buch gestoßen, in dem der Vorschlag gemacht wurde, die Partnerin oral zu befriedigen, während diese auf dem Kopf steht und ihre Beine um den Hals des Mannes geschlungen hat. Setzen Sie solche Positionen während des Vorspiels ein, um den Erregungsprozess hin zum Hauptspiel zu beschleunigen, aber betrachten Sie sie nicht irrtümlicherweise als Stellungen, die es Ihnen ermöglichen, *ernsthafte* Klitorisstimulation bis zum Punkt ohne Wiederkehr anzuwenden.

So viel zum falschen Weg ...

So macht man's richtig

Der Körper Ihrer Partnerin

- Sie sollte flach auf dem Rücken liegen, die Beine bequem, aber nicht zu weit öffnen (höchstens 15 bis 23 Zentimeter) und leicht die Knie anziehen. In der Regel sollten ihre Beine lieber weniger als weiter geöffnet sein, da sie in der Lage sein muss, ihre Beckenmuskeln ganz nach Wunsch zu bewegen. Sie sollte es ganz bequem haben und völlig entspannt sein, damit sie sich auf die Lust konzentrieren kann, die ihr zuteil wird, ohne dass sie – körperlich oder mental – abgelenkt wird.

- Achten Sie auf die Rückenkrümmung Ihrer Partnerin. Aus Pornofilmen stammt die Vorstellung, dass Frauen bei Erregung den Rücken von Natur aus durchdrücken, den Kopf zurückwerfen, während Brüste und Hals nach oben zeigen. Diese Position ist nicht nur höchst unnatürlich, sondern unterbindet auch die Blutzufuhr zum Beckenbereich, behindert die Atmung und hemmt den sexuellen Reaktionsprozess. Wenn eine Frau erregt ist und es bequem hat, wird ihr Rücken flach und nicht durchgedrückt sein, und ihre Genitalien werden leicht in Richtung Ihres Mundes gekippt sein statt nach unten – also genau das Gegenteil dessen, was wir in Pornofilmen sehen. Damit Ihre Partnerin diese von Natur aus bequeme Position einnehmen kann, schieben Sie ihr ein, zwei Kissen unter Nacken und Schultern.
- Ein unter den Po Ihrer Partnerin geschobenes Kissen unterstützt die Blutversorgung der Beckenregion und bietet Ihnen besseren Zugang zu ihren Genitalien, sodass Ihre und ihre »Lippen« eine bessere Verbindung eingehen und die Belastung Ihres Nackens reduziert wird.

Ihr Körper

Es ist wichtig, dass Sie genug Platz haben, um sich auszustrecken und es sich bequem zu machen – dazu müssen Sie Ihre Partnerin in Richtung Kopfende des Betts schieben. (Wenn Sie beide auf dem Boden liegen – ebenfalls ein hervorragender Ort für Cunnilingus, da der Boden eine feste, flache Oberfläche bietet –, sollten Sie sichergehen, dass sie auf einer Pols-

Spezielle Körperstellungen

Wenn Sie mit einer Form von sexueller Dysfunktion wie vorzeitiger Ejakulation oder Erektionsstörungen (auch als Impotenz bezeichnet) zu kämpfen haben, finden Sie im Anhang spezielle Körperstellungen, die Ihnen helfen, Ihre Schwächen in Stärken zu verwandeln.

terung liegt, bei der es sich um einen weichen Teppich oder ein Federbett handeln kann.)

- Legen Sie ein Kissen unter Ihre Unterarme, und bringen Sie Ihre »Arbeitshände« so bequem und nah wie möglich an ihre Vulva heran.
- Bringen Sie sich senkrecht zu ihrer Vagina in Position. Mit Ausnahme ihrer *leicht* ausgebreiteten Beine bilden Ihre Körper zusammen eine gerade Linie.
- Insgesamt sollte es Ihnen leicht fallen, verschiedene Bewegungen durchzuführen: Lecken über längere Zeiträume hinweg, das Gleiten der Hände unter ihren Po, das Anheben ihrer Beine und das Hin- und Herwiegen ihres Körpers, das Wenden ihres Körpers von einer Seite auf die andere.

Ihr Kopf

- Beim Cunnilingus ist nicht nur die Zunge beteiligt – Sie müssen Ihr ganzes Gesicht dabei einbringen. Ihre Nase sollte leicht in ihrem Venushügel vergraben sein, während

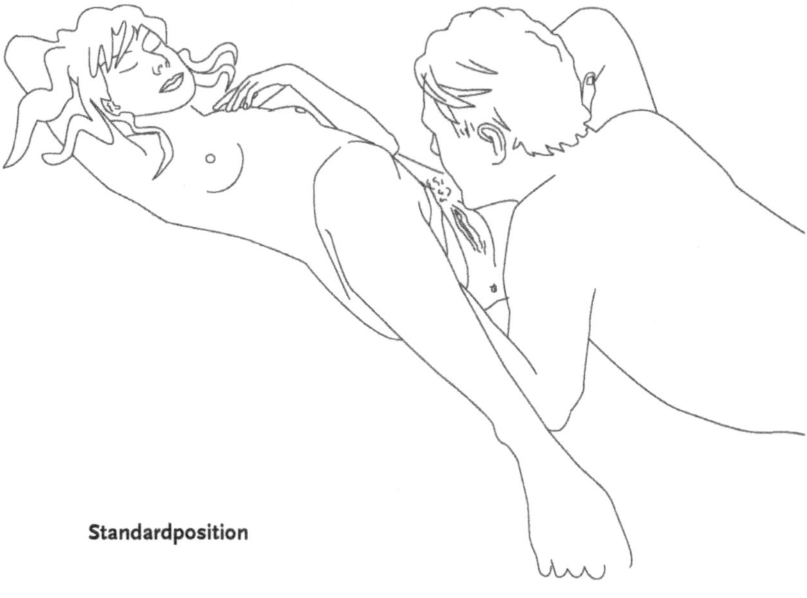

Standardposition

Ihre Oberlippe und der Schnurrbartbereich fest an der Vorderseite ihres Beckenknochens anliegen. Sie sollten in der Lage sein, Oberlippe und Zahnfleisch so einzusetzen, dass an ihrer vorderen Naht, dem Bereich direkt über der Klitoriseichel, an der die großen Schamlippen zusammentreffen, leichter Druck ausgeübt werden kann.

- Was Ihre Zunge betrifft, so sollte Sie unmittelbar an ihrem Scheideneingang ruhen und den gesamten Bereich von oben nach unten abdecken können. Diese Position ermöglicht es Ihnen, alle möglichen Bewegungen mit Ihrer Zunge durchzuführen: angefangen bei langen, kräftigen Leckbewegungen bis hin zu gewandten, beständigen, schnalzenden Bewegungen. Sie müssen die Zunge flach und still halten, aber auch fokussierten Druck mit der Zungenspitze ausüben können.

- Insgesamt sollten Sie ihre ganze Vulva einbeziehen; zuvorderst darin Gesicht, Mund, Nase, Zahnfleisch, Zähne und Zunge begraben, die alle auf die eine oder andere Weise am Geschehen beteiligt sein werden. Ein Filmemacher hätte Schwierigkeiten, das Ereignis festzuhalten, denn abgesehen von Ihrem bewegungslosen Hinterkopf ist nur sehr wenig zu sehen. Möglicherweise würde hin und wieder einmal die Zunge hervorblitzen.

Kopfposition

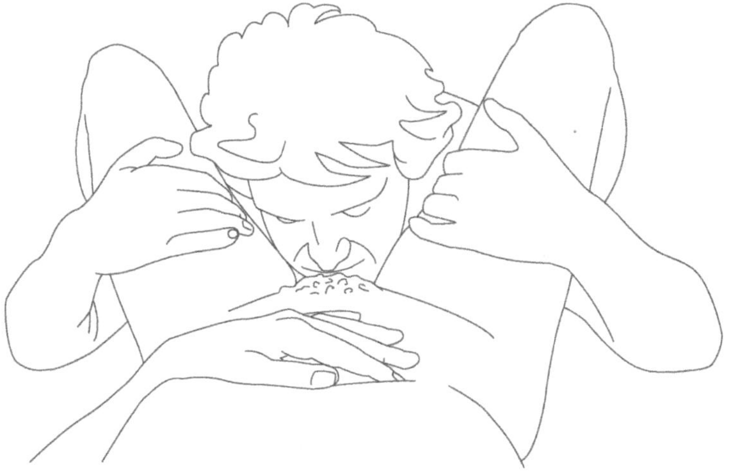

Zusammenfassung

Geben Sie sich nicht zufrieden, bevor alles bequem und gut erreichbar ist. Sie wissen beide, dass Sie in der richtigen Position sind, wenn Ihre Partnerin nach unten sehen und Sie bei der Arbeit beobachten kann, und Sie nach oben schauen und Augenkontakt zu ihr herstellen können, ohne dass der Aktionsfluss unterbrochen wird.

Was Cunnilingus und die Körperposition betrifft, sollten Sie daran denken, dass die Form der Funktion *folgt*. Konzentrieren Sie Ihren Geist ganz darauf, ihr Lust zu bereiten, und der Körper wird Ihrer Führung ganz natürlich folgen.

Wiederholung

In diesem Kapitel haben wir gesehen, wie wichtig es ist, einen guten Start hinzulegen, indem man die richtige Position einnimmt. Richten Sie es sich bequem ein und entspannen Sie sich. Vermeiden Sie bei den Stellungen Variationen, die den Einsatz von Händen und Fingern einschränken und außerdem die Blutzufuhr zum Beckenbereich Ihrer Partnerin unterbinden oder den sexuellen Reaktionsprozess hemmen könnten. Wählen Sie Positionen, in denen Sie Ihre jeweiligen Rollen als Gebender und Empfangender optimal ausnutzen können.

Auffrischungskurs: die zehn heißesten Punkte des klitoralen Netzwerks

Während wir aufs Hauptspiel zusteuern, wollen wir noch einmal rasch die Bereiche des Klitorisnetzwerks rekapitulieren, denen Aufmerksamkeit geschenkt werden sollte, sowie die verschiedenen Möglichkeiten der Stimulation erörtern, die am besten geeignet sind. (Sehen Sie sich dazu ruhig die Zeichnungen des Klitorisnetzwerks in Teil I an, und nutzen Sie sie als Referenzmaterial.) Lassen Sie sich von der verwirrenden Vielfalt der Teile der Klitoris nicht durcheinander bringen. Es mag anfänglich als etwas arg viel erscheinen, aber mit ein wenig Mühe werden Sie es schaffen. Vertrauen Sie mir: Wenn wir uns mit den verschiedenen Techniken befassen, wird Ihnen die »Geografie der Erregung« in Fleisch und Blut übergehen, und Sie werden innerhalb kürzester Zeit ein »Frenulum« von einer »vorderen Naht« unterscheiden können. Fassen Sie Mut: Allein das Wissen, was im Klitorisnetzwerk was ist, bringt Sie in die Führungsposition.

1. Eichel (sichtbar), auch als Kitzler, Klit, Lustknopf, Juwel usw. bezeichnet. Mit über 8000 Nervenenden, die allein der Lust dienen, ist die Eichel Beweis für das Motto »klein, aber oho«. Die Eichel ist gegenüber Stimulation so empfindlich, dass sie auf dem Höhepunkt der Stimulation von einer *Vorhaut* geschützt wird. Sowohl die Klitoris als auch die schützende Vorhaut reagieren auf sanfte, rhythmische Streichelbewegungen mit der Zunge und auf festeren Druck, wenn Ihre Partnerin erst einmal richtig erregt ist.

2. Klitoristraube (verborgen). Sie umfasst das, was normalerweise G-Punkt genannt wird, aber diesen empfindsamen Bereich als Punkt zu bezeichnen, wird ihm nicht gerecht. Er befindet sich an der Scheidendecke, nimmt seinen Anfang am Scheideneingang und erstreckt sich etwa fünf Zentimeter in den Geburtskanal hinein. Er besteht aus schwammigem Gewebe, das die Harnröhre umgibt und gut auf den festen Druck einer Massage mit der Fingerspitze reagiert. Statt sich auf die Suche nach einem Punkt zu konzentrieren, sollten Sie den ganzen Bereich stimulieren.

3. Venushügel (äußerlich). Er befindet sich direkt über der Klitoristraube. Eine Massage des Venushügels von oben mit dem unteren Bereich der Handfläche stimuliert die Klitoristraube von oben. Stellen Sie sich die Klitoristraube als nicht sichtbare Schicht von Nervenenden vor, die sich wie in einem Sandwich zwischen dem Venushügel und dem Scheidenkanal befindet – daher kann sie von oben und von unten stimuliert werden.

4. Vordere Naht (äußerlich). Dieser glatte Bereich knapp oberhalb der Klitoriseichel und der schützenden Vorhaut enthält

Nervenfasern und schützt den *Klitorisschaft* (innerlich), eine empfindliche bandartige Struktur, die bei Erregung unter der Haut der vorderen Naht hervorsteht. Genau wie die Klitoriseichel reagiert die vordere Naht bzw. der Schaft zuerst auf Leckbewegungen mit der Zunge, verlangt jedoch bei Erregung nach dem festeren Druck von Oberlippe und Zahnfleisch oder einer Massage mit der Fingerspitze.

5. Frenulum (äußerlich). Dies ist der Bereich knapp unterhalb der Klitoriseichel, wo die oberen Enden der kleinen Schamlippen aufeinander treffen. Dieser empfindsame Bereich reagiert auf Streichelbewegungen mit der Zunge und auf festen Druck. Genau wie Eichel und vordere Naht bzw. Schaft spielt das Frenulum eine wichtige Rolle im sexuellen Reaktionsprozess. Tatsächlich sind diese drei sichtbaren Teile der Klitoris verantwortlich für den Löwenanteil der Lustempfindung.

6. Kleine Schamlippen (äußerlich). Diese inneren Schamlippen schwellen bei starker Blutversorgung während der Erregungsphase fast auf das Doppelte ihrer normalen Größe an und reagieren am besten auf Streichelbewegungen mit der Zunge, sanftes Knabbern und spielerisches Zwicken mit der Fingerspitze.

7. Scheideneingang (äußerlich). Er enthält die Reste der Jungfernhaut und reagiert bei ausreichender Erregung und Feuchtigkeit am besten auf langsame, lange Leckbewegungen und sanftes Kitzeln mit der Fingerspitze.

Eine Frage der Empfindlichkeit

Frage: »Meine Freundin sagt, dass sie Cunnilingus nicht mag, weil es wehtut. Ich versteh das nicht. Wie kann es wehtun? Ich habe es einmal mit oralem Sex bei ihr versucht, und jetzt lässt sie mich nicht mehr. Was habe ich falsch gemacht?« (Steve, 32)

Antwort: Vielleicht waren Sie zu grob oder übereifrig, ohne sich dessen bewusst zu sein. Fragen Sie Ihre Freundin, ob Sie es noch einmal probieren dürfen, und versichern Sie ihr, dass Sie dieses Mal ganz sanft vorgehen werden. Sagen Sie, dass Sie sofort aufhören werden, wenn sie darum bittet. Denken Sie daran, dass die Klitoriseichel äußerst empfindlich ist, sodass manche Frauen nicht einmal den geringsten Kontakt aushalten können – speziell zu Beginn einer Cunnilingus-Begegnung.

Seien Sie zu Anfang so sanft wie möglich, und vermeiden Sie direkten Kontakt mit der Eichel, bis sie ausreichend erregt ist. Konzentrieren Sie sich auf die Schamlippen und den Scheideneingang, schenken Sie dem Perineum Aufmerksamkeit. Vergessen Sie nicht die vordere Naht und das Frenulum, die Bereiche direkt ober- und unterhalb der Eichel. Wenden Sie halbe anstelle von ganzen Leckbewegungen an, und meiden Sie die Eichel ganz.

Wenn Sie die Eichel zum ersten Mal stimulieren, drücken Sie Ihre weiche, nasse Zungenspitze hinein und halten in

dieser Position inne. Wie mit einem leichten Nebel umgeben Sie die Eichel mit der Feuchtigkeit Ihrer Zunge. Ihre Freundin könnte dabei erschauern, aber halten Sie in der Position weiter inne, es sei denn, dass Ihre Partnerin Sie auffordert aufzuhören.
Sie sollte sich an das Gefühl, wie Ihre Zunge ihre Klitoris berührt, gewöhnen können. Halten Sie still, und warten Sie darauf, dass Ihre Freundin die Bewegung initiiert; sie sollte den angemessenen Druck bestimmen, den Ihre Zunge ausübt. Sie sollte bei dem Tanz zwischen Klitoris und Zunge die Führung übernehmen.

8. Fourchette (äußerlich). Dies ist der Bereich am unteren Ende des Scheideneingangs, wo die unteren Enden der kleinen Schamlippen zusammentreffen. Er reagiert auf Streichelbewegungen mit der Zunge und leichtes Kitzeln mit der Fingerspitze, wobei der Scheideneingang nur leicht berührt wird.

9. Perineum (äußerlich). Dies ist der Hautbereich zwischen Fourchette und After. Er ist mit schwammigem Erektionsgewebe angefüllt, das den After mit dem Klitorisnetzwerk verbindet und den unteren Bereich der Scheide auskleidet. Das Perineum reagiert gut auf Leckbewegungen mit der Zunge, Druck mit der Fingerspitze und Zwicken mit den Spitzen von Daumen und Zeigefinger, wodurch es von beiden Seiten (innerlich und äußerlich) stimuliert wird.

10. After (äußerlich). Der After ist mit Gewebe und Muskeln ausgekleidet, die ihn mit dem Klitorisnetzwerk verbinden, und ist am sexuellen Reaktionsprozess beteiligt. Wie die Beckenmuskeln zieht er sich während des Orgasmus wiederholt zusammen. Dieser Bereich reagiert gut auf Druck mit der Fingerspitze, auf das Einführen der Fingerspitze und Leckbewegungen mit der Zunge, enthält aber auch Bakterien, die daran gehindert werden sollten, in andere Bereiche der Vulva zu gelangen.

Feierliche Eröffnung: der erste Kuss

Die Annäherung

Die Macht des ersten Eindrucks sollte nie unterschätzt werden, speziell was den Eindruck betrifft, den die Berührung Ihrer Lippen und ihrer Vulva hervorruft. Der erste Kuss auf die weibliche Vulva ist oft der erlesenste aller möglichen Küsse und kann Ihrer Partnerin den Atem rauben.

Betrachten Sie den ersten Kuss als ein Ereignis, gleich dem ersten Schluck aus einem Glas erlesenen Weins, den Sie sich für einen besonderen Anlass aufgehoben haben. Ziehen Sie nicht einfach den Korken heraus, um den Wein schnell hinunterzukippen: Lassen Sie ihn atmen, riechen und genießen Sie das Bouquet, bewundern Sie den Körper, achten Sie auf Charakter und Note, und nehmen Sie dann den viel erwarteten ersten Schluck. Nehmen Sie sich Zeit, diese Erfahrung richtig zu würdigen.

- Fahren Sie zärtlich mit Ihren Fingern durch ihr Schamhaar.
- Necken Sie Ihre Partnerin. Küssen Sie sie sanft auf die Innenseite des Oberschenkels und auf die glatte Haut, die an die Vulva grenzt. Küssen Sie sie mit kleinen, saftigen

Schmatzern (mit geschürzten Lippen, ohne Zunge) auf die kleinen und großen Schamlippen oder auch auf die Eichel. Achten Sie darauf, dass es bei Ihrem ersten Kuss weniger um direkten Kontakt mit der Klitoris geht und mehr um die Wertschätzung des gesamten Genitalbereichs.

- Atmen Sie erregt auf ihre Vulva.
- Pusten Sie ganz sanft *auf* die Klitoriseichel.
- Wenn sie noch ihren Slip trägt, küssen Sie sie *durch* den Slip hindurch. Dann schieben Sie ihn leicht zur Seite, um ihre glänzende, feuchte Vulva zu enthüllen.

Achtung: Pusten Sie nie, unter *keinen* Umständen *in* die Scheide der Frau hinein, als wollten Sie sie mit Luft auffüllen. Dies kann *sehr* gefährlich sein. Das Pusten in die Scheide kann eine Embolie auslösen und zum Tod führen. Atmen Sie *auf* Ihre Partnerin, pusten Sie leicht *auf* sie, aber pusten Sie *nie in* sie *hinein*.

Der Augenblick vorher

Bevor Sie ihr den ersten Kuss geben, nehmen Sie sich einen Augenblick Zeit, um die Präsenz der Vulva zu würdigen: Sie ist jetzt Ihre »Lustpartnerin«. Bereiten Sie sich mental auf die vor Ihnen liegende Erfahrung vor. Führen Sie sich vor Augen, dass Sie da sind, um Ihre Partnerin unerschütterlich durch den sexuellen Reaktionsprozess zum Orgasmus zu führen.

Dies ist ein wunderbarer Zeitpunkt, um an die drei Prinzipien zu denken (siehe Teil I, »Das Cunnilinguistische Manifest«):

- Ihre Partnerin oral zu befriedigen erregt *Sie*; Sie genießen es genauso sehr wie sie.
- Eile ist nicht geboten; sie hat alle Zeit der Welt. Sie wollen jeden Augenblick genießen.
- Ihr Duft ist provozierend, ihr Geschmack ist umwerfend: Alles rührt von derselben wunderbaren Essenz her.

Wie ein Gast, der erwartungsvoll bei einer Dinnerparty eintrifft, sollten Sie Ihre Gastgeberin wissen lassen, wie aufregend es für Sie ist, dass Sie Gast sein dürfen, wie schön sie aussieht und wie sehr Sie sich auf das Mahl freuen.

Necken Sie sie, lassen Sie sie zappeln – geben Sie ihr das Gefühl, dass sie diesen Kuss *nie* bekommen wird, und dann, wenn sie vor Verlangen schier verrückt wird, geben Sie ihn ihr.

Der Kuss

Die erste Leckbewegung sollte eine langsame und sanfte wie beim Eisessen von unten nach oben sein. Achten Sie darauf, dass sie lang anhaltend und alles umfassend ist.

- Beginnen Sie am unteren Ende des Scheideneingangs, der Fourchette, und arbeiten Sie sich nach oben vor.

- Fahren Sie über die Gesamtlänge der kleinen Schamlippen, und lassen Sie Ihre Zunge kurz an ihrem Frenulum, dem Bereich knapp unter der Klitoriseichel, ruhen.
- Wenn Sie über die Eichel fahren, berühren Sie sie leicht wie mit einer Feder und fahren dann zu ihrer vorderen Naht fort (der Bereich knapp oberhalb der Eichel).
- Drücken Sie mit der Zungenspitze auf die vordere Naht, sodass Sie den sehnigen Klitorisschaft darunter spüren.
- Während Sie Ihre Partnerin langsam von oben nach unten küssen, drücken Sie mit dem Finger leicht gegen ihr Perineum (der Hautbereich direkt unterhalb des Scheideneingangs).
- Wenn Sie den ganzen Bereich des Scheideneingangs von oben nach unten lecken, legen Sie Ihre Hand oben auf den Venushügel und schieben ihn sanft in Richtung ihres Bauchs. Dadurch wird die Haut gedehnt und der Scheideneingang angespannt, sodass Sie die empfindsamen kleinen Schamlippen beim Lecken ganz umfassen können.
- Als Alternative zur Standardposition umfassen Sie ihre Oberschenkel vor dem ersten Kuss und bringen ihre Beine so in Position, dass nur ihr Po das Bett berührt und ihre Vulva völlig entblößt ist.

Egal wie Sie beginnen: Sie sollten sich Zeit nehmen und langsam von unten nach oben vorgehen, wobei Sie jeden Schritt der Reise genießen. Nachdem Sie Ihre Partnerin nun mit dem ersten Kuss (dieser langen, umfassenden Leckbewegung) verwöhnt haben, lassen Sie Ihre Zunge flach entlang des Scheideneingangs ruhen. Umfassen Sie ihre Vulva mit Ihrer Zunge. Lassen Sie sich einen Augenblick Zeit, um den Widerhall des ersten Kusses zu genießen.

Sorgen Sie dafür, dass es *Liebe aufs erste Lecken* ist.

Das sollten Sie noch wissen

Nicht alle Küsse werden im selben Kontext gegeben. Häufig gibt es mildernde Umstände. Zu diesem Zweck sollten Sie rasch einen Blick auf den Anhang werfen, wenn Sie mehr über folgende »Szenarien« lernen wollen:

- **Der geschützte Kuss:** Lernen Sie, wie Sie Ihre Safer-Sex-Ausrüstung einsetzen können.
- **Der scharlachrote Kuss:** Entgegen der allgemein vorherrschenden Meinung können Sie Cunnilingus auch praktizieren, wenn die Frau menstruiert, und eine lustvolle Erfahrung frei von Menstruationsblut genießen.
- **Der jungfräuliche Kuss:** Für die Männer und Frauen, denen die Freuden des Cunnilingus etwas völlig Neues sind.
- **Der schwangere Kuss:** Lernen Sie alles darüber, wie Sie in einer Zeit Lust bereiten können, in der die Freisetzung von sexueller Spannung wichtiger ist als je zuvor.

Zusammenfassung

In diesem Kapitel haben wir die Bedeutung des ersten Kusses erörtert. Nutzen Sie ihn als Gelegenheit, Ihre Begeisterung für die Dinge, die da kommen, auszudrücken. Aber kanalisieren Sie diese Erregung in einen langsamen, sanften Kuss, der den gesamten Bereich der Vulva und nicht nur die Klitoriseichel umfasst. Denken Sie daran: Beim Cunnilingus zählt der erste Eindruck.

Rhythmus entwickeln

Den Kontakt herstellen und *unterbrechen*

Ihr erster Kuss wird Ihre Partnerin verführen. Nun müssen Sie ihr zeigen, dass Sie Durchhaltevermögen haben. Jetzt geht es um das Herstellen und Unterbrechen von Kontakt – jetzt kommt der kritische Augenblick, wenn viele Männer den Fehler begehen und zur Ziellinie sprinten, statt das Tempo auf einen Marathonlauf einzustellen.

Bei Cunnilingus geht es um die Ausgewogenheit von Bewegung und Stillhalten, den Kontrapunkt von Aktion und Reaktion. *Zu diesem Zweck ist eine flache, stille Zunge, die weich und später fest in ihre Vulva gepresst wird, eines der besten Instrumente.*

Achten Sie darauf, dass die Abstände zwischen den Leckbewegungen lang genug sind, um jede einzelne voll und ganz widerhallen zu lassen. So wie Sie beim Rufen eines Namens in einem Tunnel oder einer Höhle darauf warten, dass das Echo ganz verhallt ist, bevor Sie erneut rufen. Später, wenn es mit Schwung auf den Höhepunkt zugeht, werden sich Aktion und Reaktion überlappen, bis praktisch keine Unterscheidung mehr getroffen werden kann, aber bis dahin ist es ein langer Weg.

- Spüren Sie Ihre Zunge an ihrer Vulva. Ihre Nervenenden sollten einander finden und sich in einer Umarmung vereinigen. Sehen und spüren Sie, wie Ihre Zunge mit ihrer Vulva verschmilzt und dann ...
- *Unterbrechen* Sie den Kontakt. Ihre Zunge sollte sich für den Bruchteil einer Sekunde ganz von ihrer Vulva trennen, was ein leichtes Zucken in ihrem Becken verursachen sollte: ein fast nicht wahrnehmbares Erschauern ob des Schocks, dass Sie Ihre Zunge zurückgezogen haben. Dann ...
- *Stellen* Sie den Kontakt wieder her. Wie beim ersten Kuss machen Sie eine lange, langsame Leckbewegung von unten nach oben und streifen mit der flachen, breiten Seite Ihrer Zunge ausufernd über die Klitoriseichel.
- Dann halten Sie erneut die flache Zunge an ihre Vulva; drücken Sie nicht zu stark, und widmen Sie nicht einem einzelnen Bereich übermäßige Aufmerksamkeit. Es ist diese Unterbrechung und die Wiederherstellung des Kontakts zwischen Zunge und Vulva, die den Aufbau sexueller Spannung ermöglicht und letztendlich die Freisetzung durch den Orgasmus fordert.

Eine feste Grundlage aufbauen

- Etablieren Sie einen Rhythmus: langes, langsames Lecken/flache, stille Zunge; langes, langsames Lecken/flache, stille Zunge. Jeder vollständige Takt sollte etwa zehn Sekunden

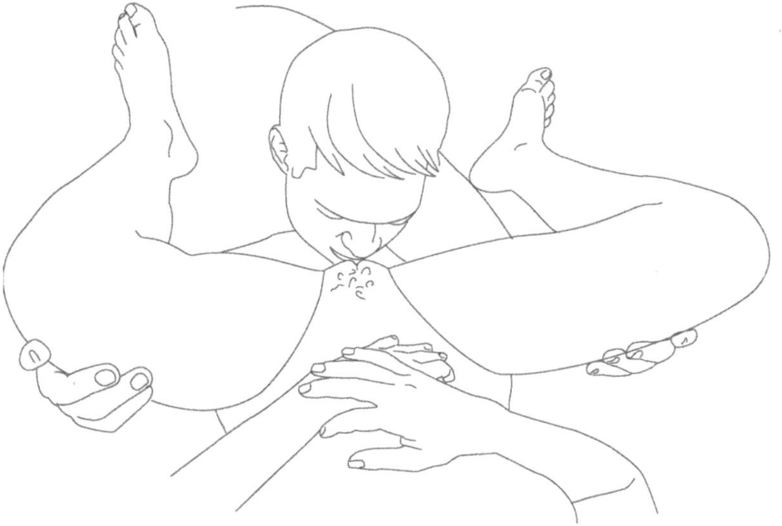

Position mit den Beinen in der Luft

lang andauern, wobei fünf Sekunden für die Leckbewegung und fünf für die flache Umarmung der Vulva durch die Zunge aufgewendet werden.

- Wiederholen Sie dieses Muster etwa drei Minuten oder 15 bis 20 vollständige Takte lang.

Zungentipp: Wenn Sie mit diesem Verfahren vertrauter werden, setzen Sie Ihre Hand ein, um beim Lecken nach oben gegen den Venushügel zu drücken (dabei spannt sich der Scheideneingang an und führt die Schamlippen enger zusammen), und lassen los, wenn Sie Ihre Zunge flach an ihre Vulva legen.

Neckereien

- Jetzt *meiden* Sie die Eichel.
- Als Nächstes variieren Sie die Routine mit kleinen, halben Leckbewegungen von unten bis zur Mitte der Vagina und meiden den Bereich der Klitoriseichel ganz.
- Konzentrieren Sie sich auf die Stimulation der kleinen Schamlippen. Auf diese Weise erregen Sie die Eichel nicht zu stark (denken Sie daran, wie empfindlich sie ist). Sie necken die Eichel, locken sie leicht unter ihrer schützenden Vorhaut hervor, indem Sie Abwechslung in Ihre Leckbewegungen bringen: Gehen Sie von leichten, wiederholenden Leckbewegungen, die sanft berühren, zu tieferen, halben Leckbewegungen über, die eher ausweichenden Charakter haben.

Sie haben die Klitoriseichel mit einem variationsreichen Rhythmus vertraut und die Aufmerksamkeit, an die sie gewöhnt war, rückgängig gemacht. Auf diese Weise wird die Eichel gezwungen, nun nach *Ihnen* und Ihrer Zunge zu suchen.

Mit Liebe überschütten

Jetzt, da die Eichel auf der Suche nach der Zunge, die ihr verweigert wurde, hervorgelockt wurde, geben Sie sie ihr – hüllen Sie sie in die Zunge ein. Drücken Sie die weiche Zungen-

Poetisches Lecken Nr. 1

Shakespeare schrieb seine Stücke, damit sie aufgeführt werden, und es gibt keine bessere Zuhörerschaft für seine Dichtkunst als die Vulva. Der große Barde inspiriert nicht nur, sondern lehrt uns auch, wie Sie Ihre Zungenbewegungen rhythmisch einsetzen können.

Shakespeare schrieb seine meisten Stücke in Versform, speziell in jambischen Pentametern. »Jambisch« bedeutet, dass die zweite Silbe eines Wortes betont wird, und »Pentameter« besagt, dass eine Zeile fünf »Füße« oder Gruppen von zwei Silben hat, sodass sich pro Zeile insgesamt zehn Silben ergeben.

Der Rhythmus eines jambischen Pentameters ist einfach und geradeheraus: da-*dum*, da-*dum*, da-*dum*, da-*dum*, da-*dum*.

Jetzt sind Sie bereit, Ihre Zunge auf die Bühne zu schicken. Holen Sie Ihre staubigen Gedichtbände aus dem Regal, lernen Sie ein paar Zeilen auswendig, und setzen Sie dann Ihre Zunge ein, um die Klitoris jambisch zu stimulieren. Ihre Vorstellung wird Ihre Partnerin mit Sicherheit zu Beifallsstürmen hinreißen.

spitze fest an die Eichel. Wie eine Welle, die sich über sie ergießt, baden Sie die Eichel fünf Sekunden lang in Ihrer nassen Zunge. Sie werden spüren, wie Ihre Partnerin vor Lust erschaudert.

Zungentipp: Zur Abwechslung verführen Sie Ihre Partnerin mit den beschriebenen Schritten, während sie ihre Beine in die Luft streckt. Umfassen Sie fest ihre Oberschenkel, und heben Sie beide Beine an, sodass nur ihr Po das Bett berührt. Lecken Sie zärtlich und behutsam ihre Vulva, und achten Sie auf die Spannung in ihren Beinen und im Beckenbereich, wenn sie gegen Ihre Hände drückt. Dieses »Drücken gegen einen Widerstand« ist ein Schlüssel zur Entwicklung von Hypertonizität – Muskelspannung, die zu sexueller Reaktion und orgasmischer Freisetzung beiträgt.

Mit Zahlen spielen

- Kehren Sie wieder zu Ihren halben Leckbewegungen zurück. Beginnen Sie mit einem Fünfertakt.
- Dann baden Sie die Eichel erneut in Ihrer weichen, nassen Zungenspitze. Mit jedem vollständigen Takt erhöhen Sie die Anzahl von halben Leckbewegungen, die Sie anwenden, um jeweils eine, bis Sie eine Gesamtzahl von zehn erreichen.

Bei diesem Verfahren entsteht Rhythmus, und es baut sich sexuelle Spannung auf mit einer Andeutung von Unberechenbarkeit. Besonders wichtig ist, dass die Klitoriseichel hierbei an die orale Stimulation gewöhnt wird.

Zusammenfassung

1. In diesem Kapitel haben wir erörtert, wie wichtig es ist, Rhythmus zu entwickeln, eine feste Grundlage aufzubauen sowie Zurückhaltung zu üben, wenn Sie versucht sein könnten, stürmische Leidenschaft walten zu lassen.
2. Nach dem ersten Kuss lecken Sie die Scheidenöffnung von oben nach unten und lassen Ihre Zunge dann flach an der Oberfläche der Vulva ruhen. Wiederholen Sie dies 15- bis 20-mal.
3. Als Nächstes lecken Sie sie fünfmal mit halben Leckbewegungen, wobei Sie sich auf die Schamlippen konzentrieren und sich von der Eichel fernhalten. Nach der sechsten Leckbewegung drücken Sie die weiche Spitze Ihrer Zunge fest an die Eichel.
4. Wiederholen Sie dieses Muster, wobei Sie bei jedem Takt die Zahl der halben Leckbewegungen um jeweils eine erhöhen, bis Sie zehn erreichen.
5. Setzen Sie dieses Verfahren ein, um Rhythmus zu entwickeln und die Eichel an die Aufmerksamkeiten Ihrer Zunge zu gewöhnen.

Spannung aufbauen, Teil 1

Die Bedeutung von Teamarbeit

Jetzt ist es an der Zeit, auf dem Weg der Erregung mehr Boden zu gewinnen. Bisher hat Ihre Zunge die führende Rolle übernommen, aber jetzt wollen wir im Sinne von guter, alter Teamarbeit die Finger und Hände in Aktion bringen. Alle für einen und einer für alle.

Betrachten Sie Ihre Zunge, Hände und Finger als drei Mitglieder eines Jazz-Trios. Wie bei jeder guten Band müssen alle zusammenwirken, um gute Musik zu machen.

Geschickte Finger

Wenn wir uns bei unserem Trio metaphorisch die Zunge als Saxofonisten vorstellen, sitzen Ihre Finger am Klavier und verankern die aufrüttelnden Soli der Zunge in virtuosen Rhythmen. Die Finger arbeiten mit der Zunge zusammen, um eine Reihe schwindelerregender Kombinationen zu schaffen.

Zunächst wollen wir das Potenzial eines einzelnen Fingers erforschen und später komplexere Kombinationen einführen. Setzen Sie den Zeigefinger für folgende Zwecke ein:

- Flirten Sie mit den inneren Schamlippen; fahren Sie mit der Fingerspitze über ihre Ränder. Drücken und zwicken Sie sie spielerisch. Machen Sie Ihren Zeigefinger mit den verschiedenen Teilen der Vulva bekannt, und achten Sie auf die Reaktionen Ihrer Partnerin.
- Stimulieren Sie sanft die vordere Naht, den glatten Bereich direkt oberhalb der Klitoriseichel und der Vorhaut.
- Klopfen Sie leicht auf das Frenulum, das ist der Bereich direkt unter der Klitoriseichel und oberhalb des Scheideneingangs, wo die kleinen Schamlippen aufeinander treffen.
- Necken Sie die Fourchette, den Bereich, wo die großen Schamlippen am unteren Ende des Scheideneingangs aufeinander treffen.
- Kitzeln Sie leicht den unteren Bereich des Scheideneingangs.
- Während Sie Ihren Finger wandern lassen, wenden Sie einfache, gleichmäßige Zungenbewegungen an. Achten Sie darauf, wie beide zusammenarbeiten.
- Jetzt, da Sie die Vulva geneckt haben, führen Sie Ihren Zeigefinger etwa fünf Zentimeter langsam in die Scheide ein. Ihr Finger sollte leicht hineingleiten (vorausgesetzt, Ihre Partnerin ist ausreichend erregt und feucht), und Sie werden wahrscheinlich spüren, wie ihre inneren Beckenmuskeln als Reaktion darauf pochen und sich die Klitorismanschette um Ihren Finger anspannt.

- Halten Sie in dieser Position still inne, während Sie mit einfachen Zungenbewegungen fortfahren. Übereilen Sie nichts, und führen Sie jetzt noch keine weiteren Finger ein. Sparen Sie sich das für später auf. Vorerst soll der stille, einzelne Finger nur etwas necken, und seine Gegenwart regt die Beckenmuskeln Ihrer Partnerin zur Arbeit an: Sie geben ihr etwas, nach dem sie greifen kann, das sich jedoch letztendlich ihrem Griff entzieht.

Der neckende Daumen

Der kurze Daumen ist ein perfektes Beispiel für die Macht der Breite über die Tiefe.

- Als spielerische Alternative zum Zeigefinger führen Sie den Daumen gerade so tief in die Scheidenöffnung ein, als wollten Sie einen Daumenabdruck hinterlassen. Der Daumen ist nicht nur kürzer und untersetzter als der Zeigefinger, sondern auch kräftiger – setzen Sie ihn für flachere Bewegungen und zur Stimulation der Vulvaoberfläche ein.

  Zungentipp: Setzen Sie den Daumen zusammen mit dem Zeigefinger ein. Während der Zeigefinger im Scheideneingang steckt, drehen Sie Ihren Daumen nach unten in die Sechs-Uhr-Position und berühren dann sanft das Perineum (den aus Erektionsgewebe bestehenden Bereich direkt unterhalb der Scheide und oberhalb des Afters), kitzeln es und drücken darauf. Oder bringen Sie den Daumen in einer Drehbewegung zurück in die Zwölf-Uhr-Position und massieren das Frenulum, den Bereich direkt unter der Klitoriseichel, während Ihr Finger im Scheideneingang steckt.

Kräftige Hände

Kein Jazz-Trio wäre komplett ohne die Unterstützung durch den Bass. Diese Rolle wird von Ihren Händen übernommen; sie sind nicht so auffallend wie die Zunge oder so geschickt wie die Finger, aber doch wesentlich für die Melodienunterstützung.

Gehen wir davon aus, dass Sie Rechtshänder sind. In diesem Fall ist es die linke Hand, die allgemein diese unterstützende Rolle übernimmt, da sich die rechte Hand auf die Fingerarbeit konzentriert (wenn Sie Linkshänder sind, ist es natürlich umgekehrt). Von unten arbeitend, bietet Ihre Hand eine feste Grundlage für die Aktion, die sich oben abspielt. Eine feste, ruhige Hand ermöglicht es Ihnen, Ihre Zungenbewegungen präzise auszuführen.

- Legen Sie Ihre freie Hand unter den Po Ihrer Partnerin und umfassen ihn fest. Sie sollten in der Lage sein, beide Pobacken leicht zusammenzudrücken. Setzen Sie Ihre Hand ein, um Ihre Partnerin in der richtigen Lage zu halten und die Position ihrer Vulva in Bezug auf Ihren Mund exakt anzupassen. Eine ruhige Hand ist wichtig, sie ist das Rückgrat einer tollen Begegnung, denn sie hilft Ihrer Partnerin, ständigen Kontakt mit Ihrem Mund aufrechtzuerhalten, und ermöglicht es Ihnen, den Druck an ihrer Vulva zu modulieren.

Zusammenfassung

1. In diesem Kapitel haben wir mit der Beschreibung begonnen, wie sexuelle Spannung entwickelt wird. Diese wird durch manuelle Stimulation erzielt, und zwar in Form eines einzelnen Fingers, der in den Scheideneingang eingeführt wurde. Dabei spüren wir die Reaktion der Klitorismanschette und der Beckenmuskeln.
2. Wir haben auch eine Alternative zum Zeigefinger, nämlich den Daumen, vorgestellt sowie eine spielerische Kombination, bei der das Perineum in Kombination mit dem Zeigefinger stimuliert wird.
3. Wir haben ferner betont, wie wichtig es ist, zusätzlich zur einfachen manuellen Stimulation eine Hand zum Abstützen Ihrer Partnerin einzusetzen, und um sie stabil in der gewünschten Position zu halten. Ein fester Griff hilft Ihnen, Ihre Zungenbewegungen angemessen auszuführen und ständigen Kontakt zur Vulva aufrechtzuerhalten.

»Die Zeit vergeht wie im Fluge«

Frage: »Wenn ich eine Frau oral befriedige, habe ich manchmal das Gefühl, als wolle es nie ein Ende nehmen. Gibt es eine Faustregel, wie lange Cunnilingus ausgeübt werden sollte?« (Jack, 32).

Antwort: Ja, es gibt eine sehr präzise Antwort, wie lange Cunnilingus durchgeführt werden sollte – *so lange, bis die Partnerin zum Orgasmus kommt.*

Da jedoch jede Frau in ihrem sexuellen Reaktionsprozess anders ist, lässt sich nur schwer abschätzen, wie lange Cunnilingus jeweils praktiziert werden sollte. Manche Frauen können die für den Orgasmus erforderliche sexuelle Spannung schnell aufbauen, während andere über einen längeren Zeitraum hinweg stimuliert werden müssen.

Und bedenken Sie Folgendes: Das orgasmische Potenzial der Frau kann aufgrund einer Vielfalt von Faktoren wie Stress, Sport, Ernährung, Müdigkeit, medikamentöse Behandlung und Alkohol schwanken (Alkohol kann entspannend, aber bei zu starkem Genuss auch verlangsamend wirken). Andere körperliche Faktoren wie Alter und Schwangerschaft können das orgasmische Potenzial der Frau ebenfalls beeinflussen.

Man hat beobachtet, dass Frauen, die regelmäßig masturbieren, oft leichter in der Lage sind, beim Cunnilingus zum Orgasmus zu kommen, als Frauen, die dies nicht tun. Dies ist auf die Vertrautheit mit der Klitoris zurückzuführen, die sich einstellt, wenn die Betreffende den eigenen Körper gut kennt und ihren sexuellen Reaktionsprozess steuern kann. Masturbation trägt dazu bei, sozusagen »eine Leitung« für den Orgasmus »zu legen«, und viele Frauen können ähnlich wie Männer innerhalb weniger Minuten zum Orgasmus kommen, wenn sie sich selbst befriedigen (theoretisch ist es also dem Mann möglich, dasselbe mit seiner Zunge zu erzielen). Natürlich hat auch das Ausmaß der richtigen Stimulierung während des Vorspiels direkte Auswirkung auf die Länge des Cunnilingus-»Akts«.

Je selbstbewusster Sie bei der Steuerung des sexuellen Reaktionsprozesses Ihrer Partnerin sind – je besser Sie lernen, was funktioniert und was nicht –, desto effizienter werden Sie zu Ihrem Ziel kommen.

Aber genug der Ausflüchte: Stark verallgemeinernd würde ich sagen, dass *Cunnilingus durchschnittlich 15 bis 45 Minuten dauern sollte, wobei das Vorspiel nicht eingeschlossen ist.* Oft fällt es Frauen schwer, die erforderliche sexuelle Spannung in weniger als 15 Minuten aufzubauen, während es nach 45 Minuten oft zu Überstimulation und Desensibilisierung kommt.

In der Kürze mag die Würze liegen, aber bei Cunnilingus trifft dies nicht zu.

Doch ich kann Ihnen eines versichern: Die Zeit vergeht wie im Fluge, wenn man seinen Spaß dabei hat.

Spannung aufbauen, Teil 2

Streichelbewegungen mit der Zunge

Jetzt, da sich die Klitoriseichel ganz an die Aufmerksamkeiten Ihrer Zunge gewöhnt hat, ist es an der Zeit, die Streichelbewegungen zu variieren und spielerisch zu werden: Lassen Sie Ihre Zunge ein Solo spielen. Doch unterbrechen Sie dabei nicht den Rhythmus, den Sie etabliert haben – verstärken Sie ihn vielmehr.

Waagrechte Leckbewegungen

Die meisten Zungenbewegungen erfolgen senkrecht, von unten nach oben, aber flotte waagrechte Leckbewegungen seitlich über die Klitoriseichel hinweg werden Ihre Partnerin erregen, besonders wenn sie feucht und ausufernd sind und die gesamte Eichel mit einbeziehen.

Diagonale Leckbewegungen

Neigen Sie den Kopf nach links oder rechts (je nachdem, was für Sie am bequemsten ist), und drücken Sie Ihr Ohr an den Oberschenkel Ihrer Partnerin. Dann lecken Sie von einem unteren Eckpunkt der Klitorisregion nach oben zum diagonal entgegengesetzten Punkt, wobei Sie die Klitoriseichel leicht berühren. Wenn diese Bewegung richtig ausgeführt wird, werden Sie feststellen, dass Ihre Zungenbewegungen langsamer werden, da Sie dabei härter arbeiten und die Zungenseite anstelle der Oberfläche einsetzen. Diese Position kann für den Nacken etwas unangenehm sein, aber die Änderung von Richtung und Geschwindigkeit wird Ihre Partnerin erfreuen, besonders da Ihre Leckbewegungen einen schwereren, leicht schleppenden Charakter haben. Die diagonale Bewegung hat eine gewisse Trägheit an sich, und innerhalb dieses trägeren Rhythmus ergibt sich ein unvorhersehbares Staccato – lustvolle, winzige »Spitzen«, die sich in Ihrer Partnerin entzünden.

> **Zungentipp:** Setzen Sie beide Daumen ein, um ihre kleinen Schamlippen sanft nach beiden Seiten hin zu öffnen und die Klitoriseichel offen zu legen. Gleiten Sie sanft von oben nach unten und von links nach rechts darüber. Wenn Sie den Dreh raus haben, setzen Sie die Zeigefinger ein, um den Klitorisschaft sanft zu massieren.

Lecken wie eine Katze

Haben Sie schon einmal eine Katze bei der Körperhygiene beobachtet? Wie sie wiederholende und konzentrierte Leckbewegungen einsetzt und ganz in ihre Aufgabe vertieft ist? Katzen reinigen jeweils einen Fellbereich ganz langsam und gehen immer wieder darüber, bevor sie sich an den nächsten Bereich machen. Solche Leckbewegungen sind das zentrale Thema beim Cunnilingus. Wie eine anspruchsvolle Katze sollten Sie die ganze Vulva mit kurzen, wiederholenden Leckbewegungen bearbeiten. Heben Sie sich dabei die Klitoriseichel bis zum Schluss auf, und wenden Sie dann wie eine Katze, die an eine schwierige Stelle gelangt, der mehr Aufmerksamkeit geschenkt werden muss, mehr Konzentration und Druck an.

Der Finger auf der Spur der Zunge

Setzen Sie Ihren Zeigefinger unmittelbar nach Ihrer Zunge ein. Nach Ihrer nassen, weichen Zunge sorgt die Härte Ihres Fingers für einen angenehmen Kontrast. Beginnen Sie mit einfachen senkrechten und waagrechten Bewegungen, bevor Sie komplexere Wege wählen.

Flache Zunge, stille Zunge

Dies ist eine der am meisten unterschätzten und zu wenig genutzten Zungenpositionen. Sie ist wunderbar zur Herbeiführung des Orgasmus geeignet, aber – was noch wichtiger ist – auch dazu, zwischen den Zungenbewegungen Atem zu holen. Die flache, stille Zunge ist wie die Pause bei einem Schauspiel oder die Unterbrechung zwischen den Szenen. Sie bietet die Chance zum Szenenwechsel und den Schauspielern eine Ruhepause, wobei die Zuschauer jedoch nicht das Theater verlassen. Lassen Sie Ihre Zunge fest und flach entlang der gesamten Scheidenöffnung ruhen. Schieben Sie Ihre Zunge in ihre Vulva. Dann lassen Sie Ihre Partnerin die Arbeit machen. Sie bewegt sich und reibt sich an Ihrer Zunge, gleitet hin und her. Sie kann tun, was sie möchte. Lassen Sie das Tempo von Ihrer Partnerin bestimmen.

Überraschung!

Stellen Sie sich zwei Boxer im Ring vor, die sich während einer langen, zermürbenden Runde umklammern, um kurz auszuruhen. Ihre Partnerin soll sich ruhig erschöpfen. Und dann: Überraschung! Diese Strategie wurde von Muhammad Ali eingesetzt, als er George Foreman in dem spannenden »Thriller in Manila« besiegte. Ali ließ zu, dass Foreman ihn sieben Runden lang verprügelte. Alle dachten, dass Ali erledigt sei. Und dann, als Foreman von seinen Schlägen so müde war, dass er kaum noch seine schweren Boxhandschuhe heben konnte, erwachte Ali mit einer blitzschnellen Kombination zum Leben, die seinen betäubten und verwirrten Gegner innerhalb weniger Sekunden zu Boden brachte. Machen Sie es Ali nach. Lassen Sie Ihre Partnerin gegen Ihre flache, stille Zunge drücken und sich daran reiben – nehmen Sie alles hin –, und erwidern Sie dies dann mit einer Reihe schneller senkrechter und diagonaler Zungenbewegungen. Bringen Sie sie in einem kurzen Energieausbruch mit Ihren Leckbewegungen um den Verstand, und verharren Sie dann wieder mit flacher, stiller Zunge, während Sie auf eine weitere Gelegenheit warten, wieder zu explodieren.

Saugen

Schürzen Sie Ihre Lippen um die Klitoriseichel herum, und saugen Sie sie sanft ein. Diese Technik sorgt für stärkere Blutversorgung der Klitoris – ein Aspekt der sexuellen Reaktion, der für die weibliche Erregung so wichtig ist, dass die amerikanische Gesundheitsbehörde FDA das Eros-CTD (Clitoral

Poetisches Lecken Nr. 2

Diese Zungenbewegung ist eine Hommage an den Schriftsteller Vladimir Nabokov, der den Klassiker *Lolita* schrieb: »Lo-lii-ta: die Zungenspitze macht drei Sprünge den Gaumen hinab und tippt bei Drei gegen die Zähne.«

Viele Sexbücher preisen enthusiastisch die Wirkung der Zunge, die sie erzeugt, wenn man mit ihr das Alphabet auf die Vulva »schreibt«. Obwohl sich das auf dem Papier gut anhört, ist es in der Praxis nicht so erfolgreich.

Wenn Sie das Alphabet mit der Zunge »schreiben« wollen, fahren Sie denselben Buchstaben immer wieder langsam und gleichmäßig nach.

Versuchen Sie, ein großes *F* zu schreiben, wobei Sie mit einer langen, festen Leckbewegung von unten nach oben beginnen, gefolgt von einer großzügigen Bewegung oben über die Eichel hinweg und in einem Strich knapp unterhalb der Klitorisvorhaut kulminierend.

Oder probieren Sie es mit einem kleinen *i* mit einer halben Bewegung entlang der Scheidenöffnung und mit einem köstlichen Punkt auf der Eichel zur Krönung.

Schreiben Sie den Buchstaben hundertmal, ja tausendmal, wobei Sie Kraftaufwand und Druck der Zunge langsam erhöhen, bis dieser Buchstabe wie eine alte Hieroglyphe unauslöschlich in jeder Faser Ihrer Partnerin eingeprägt ist.

Therapy Device; dt.: Klitoristherapiegerät) für die Behandlung der weiblichen Orgasmusstörung zugelassen hat. Diese Vorrichtung besteht aus einer kleinen Pumpe, die mit einem winzigen Kunststoffbecher verbunden ist, der auf die Klitoriseichel passt und die Wirkungen von Cunnilingus simulieren soll. Sie bringt Frauen oft zum Orgasmus. Untersuchungen legen auch nahe, dass die CTD-Pumpe eine Fibrose der Klitorisarterien im zunehmenden Alter verhindern kann. Doch dieses Gerät kann nichts, was Sie nicht besser können!

Zusammenfassung

In diesem Kapitel haben wir einige kreative, spielerische Techniken zur Variation von Rhythmus und Geschwindigkeit der Zungenbewegungen vorgestellt. Diese Techniken sind wichtig, da sie es ermöglichen, ständig mit der Klitoris in Kontakt zu bleiben und die Erregung zu steigern. Wenn Sie mit der Zunge ein Solo spielen, sollte der etablierte Rhythmus nicht unterbrochen, sondern vielmehr verstärkt werden.

Die Handlung steigern, Teil 1

Abschied vom G-Punkt

Sie haben zweifellos schon einmal vom G-Punkt gehört. Wahrscheinlich haben Sie bereits einige Zeit mit der Suche nach diesem Punkt verbracht und sich dann gefragt, warum Sie ihn nicht gefunden haben. Doch wie wir bereits gesehen haben, ist der G-Punkt viel mehr als nur ein Punkt; ihn als Punkt zu bezeichnen ist ein ernsthafter Benennungsfehler. Vielmehr handelt es sich um einen empfindsamen Bereich. Vergessen Sie den Begriff »G-Punkt«, und stellen Sie sich das Ganze als eine Art Traube vor, das heißt als Klitoristraube. Stellen Sie sich diese Traube als die unsichtbaren »Wurzeln« einer Blume vor, die sich durch den »Boden« des Erektionsgewebes und des Beckenknochens winden.

Jetzt, da wir wissen, wonach wir suchen, wollen wir es auch finden.

Locken

Wir haben bereits die Möglichkeiten der manuellen Stimulation durch das Einführen eines einzelnen, stillen Fingers in den Scheideneingang erforscht. Erweitern Sie dies nun mit langsamen Bewegungen dieses Fingers:

- Beginnen Sie mit dem geraden Zeigefinger, den Sie dann in einer »Lockbewegung« krümmen.
- Streifen Sie sanft mit der Fingerspitze über das Scheidendach. Dabei fährt Ihr Finger über die Klitoristraube, einen Bereich aus empfindsamem, schwammigem Gewebe, das die Harnröhre umgibt und bei Erregung anschwillt. Zu diesem Zeitpunkt des Prozesses sollte sich die Klitoristraube leicht finden lassen, da sie durch die zunehmende Blutversorgung wahrscheinlich angeschwollen ist. Die Fingerspitze sollte ihre Reise in diesem schwammigen Gewebe an der Stelle beenden, an der die Scheidendecke den Scheideneingang kreuzt.
- Drücken Sie mit der Fingerspitze leicht gegen den Beckenknochen. Beim ersten Berühren dieses Bereichs wird Ihre Partnerin vielleicht erschauern, da Sie jetzt eine neue höchst empfindsame Zone des Klitorisnetzwerks stimulieren.
- Zusätzlich zur Lockbewegung des gekrümmten Fingers drücken Sie den Finger mit seiner ganzen Länge an die Scheidendecke – halten Sie in dieser Position inne, und wenden Sie Druck auf diesen Bereich an. Dabei müssen Sie nicht zurückhaltend sein – die Klitoristraube ist weniger empfindlich als die Klitoriseichel und reagiert gut auf festen, anhaltenden Druck.

Lockbewegung

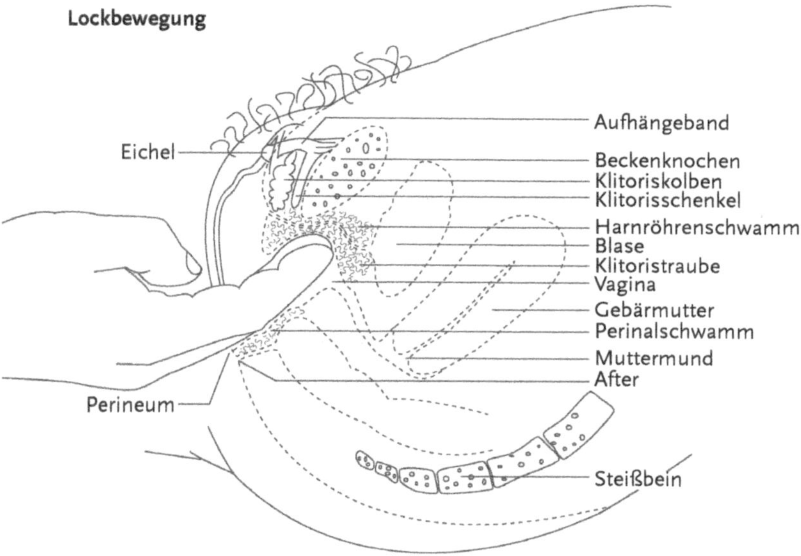

Zungentipp: Während Sie Ihren Finger in die Scheidendecke drücken, pressen Sie mit der freien Hand von oben auf den Venushügel. Der Druck von oben ergänzt den Druck von unten und erhöht die Empfindsamkeit des Bereichs auf Ihre Berührungen. Dies ist darauf zurückzuführen, dass sich das schwammige Gewebe, aus dem die Klitoristraube besteht, zwischen der Scheidendecke und dem Beckenknochen befindet und in beide Richtungen anschwillt, wenn es sich in der Erregungsphase mit Blut anfüllt. (Die Illustration am Ende dieses Kapitels stellt diese Technik optisch dar.)

- Jetzt, da Sie mit einer Lockbewegung des gekrümmten Fingers über die Scheidendecke bzw. die Klitoristraube gestreift sind, kehren Sie die Position um und führen dieselbe Bewegung entlang dem Scheidenboden aus. Wenn Sie den Scheidenboden in einer »schleppenden« Bewegung berühren, erregen Sie das Gewebe des Perineums (das empfindsame Erektionsgewebe, das den Hautbereich zwischen Scheide und After auskleidet).

  Zungentipp: »Zwicken« Sie das Perineum. Während der Stimulation des Perineumgewebes mit dem Zeigefinger von innen her setzen Sie den Daumen ein, um das Perineum von außen zu drücken. In dieser Position »zwicken« Sie das Perineum praktisch von beiden Seiten.

- Nachdem Sie sowohl der Scheidendecke als auch dem Boden Aufmerksamkeit geschenkt haben, streifen Sie mit derselben Lockbewegung über die empfindsamen Scheidenwände zur linken und zur rechten Seite und besonders über die Bereiche, die dem Scheideneingang am nächsten liegen.

- Ergänzen Sie diese manuelle Tour entlang der Scheidenwände mit den in den vorhergehenden Kapiteln beschriebenen Zungenbewegungen (senkrechte Bewegungen werden dabei am leichtesten fallen und sind am natürlichsten). Wenn es zu schwierig ist, Hand- *und* Zungenbewegungen gleichzeitig durchzuführen, drücken Sie einfach die flache, stille Zunge auf die Klitoriseichel, während Sie sich auf die manuelle Stimulation konzentrieren.

Drücken der Klitoristraube

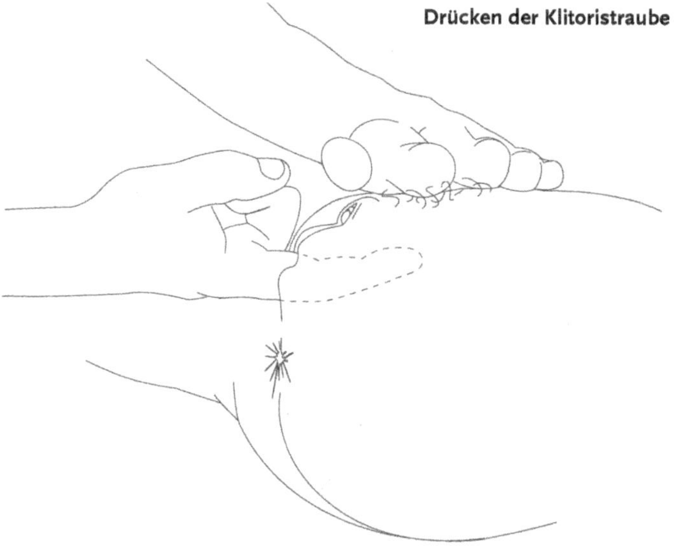

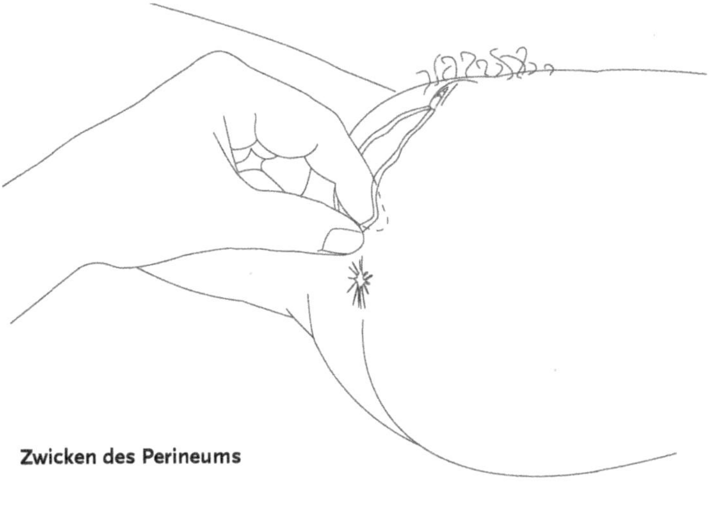

Zwicken des Perineums

Zusammenfassung

In diesem Kapitel haben wir dem G-Punkt einen neuen Namen (Klitoristraube) gegeben, unsere Definition dieser wichtigen erogenen Zone erweitert und gelernt, wie sie manuell mit einer Reihe von »Fingerpositionen« stimuliert werden kann.

Geselligkeit zu zweit

Jetzt, da Sie das Potenzial eines einzelnen Fingers ganz erforscht haben, ist es an der Zeit, einen zweiten Finger einzubeziehen, und zwar den Mittelfinger. Stellen Sie sich Zeige- und Mittelfinger als einen Finger vor, und lassen Sie sie zusammenarbeiten.

- Zuerst führen Sie einfach beide Finger in den Scheidenkanal ein (die Handfläche zeigt dabei nach oben) und halten sie still. Nehmen Sie sich einen Augenblick Zeit, um zu spüren, wie sich die Beckenmuskeln Ihrer Partnerin an den Seiten Ihrer Finger zusammenziehen; beachten Sie auch die weitere Anspannung des Scheideneingangs (der Klitorismanschette) um Ihre Finger herum.
- Genauso wie Sie es zuvor mit einem Finger getan haben, setzen Sie nun beide Finger – nebeneinander – ein, um mit Lockbewegungen über Decke, Boden und Wände der Scheide zu streifen. Wenn Sie über die Scheidendecke streifen, fühlen Sie, wie Ihre Fingerspitzen über das schwammige Gewebe der Klitoristraube fahren.
- Machen Sie Ihre Finger gerade, und drücken Sie sie an die Scheidendecke. Drücken Sie gegen das schwammige Ge-

webe. Wenden Sie festen Druck an. Mit der anderen Hand drücken Sie von oben auf den Venushügel.

- Setzen Sie beide Hände ein, um Ihre Partnerin von oben und unten zu massieren.
- Fahren Sie damit fort, die Klitoriseichel zu lecken – entweder mit kleinen senkrechten Bewegungen oder einfach mit der flachen Zunge. Zu diesem Zeitpunkt ist die Anwendung gleichmäßigen Drucks auf die Klitoriseichel genauso wichtig, wie Streichelbewegungen mit der Zunge.
- Durch den gleichzeitigen Einsatz von Fingern und Zunge beziehen Sie die Klitoristraube und die Klitoriseichel bei der Stimulation mit ein. Auf die Klitoriseichel wird dabei sanfter Druck ausgeübt, während der Druck auf die Klitoristraube stärker ist. Das Angenehme an dieser Erfahrung für Ihre Partnerin ist die Mischung aus beiden Arten von Stimulation.

Lockende Umklammerung

- Krümmen Sie Ihre Fingerspitzen jetzt knapp hinter dem Scheideneingang, und drücken Sie mit den oberen Fingerbereichen nach oben gegen die Scheidendecke bzw. Klitoristraube. Sorgen Sie für guten, festen Griff. Drücken Sie die Fingerspitzen in das schwammige Gewebe über dem Scheideneingang, und heben Sie die Fingerspitzen so weit, wie es bequem möglich ist, an die Scheidendecke.

Lockbewegung mit Zunge

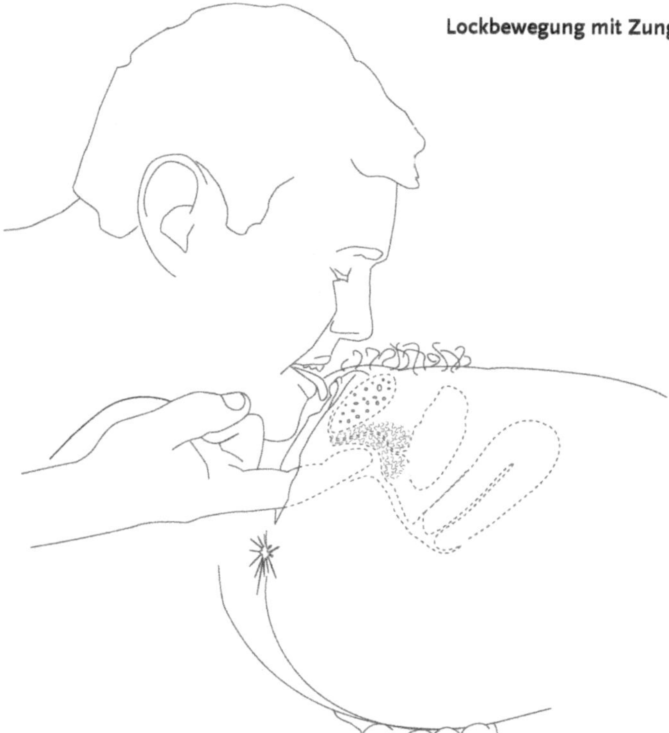

- Bleiben Sie in dieser Position; üben Sie festen Druck mit den Fingerspitzen aus.
- Da Sie dabei weiterhin die Klitoriseichel von außen lecken (während Sie Ihre Partnerin mit den Fingern von innen stimulieren), sollte Ihr Kinn bequem auf Ihrer Handfläche ruhen. Ihre Fingerspitzen sollen in den Bereich knapp hin-

ter der Eichel drücken (nur eine dünne Gewebeschicht und der Beckenknochen trennen Ihre Fingerspitzen und Ihre Zunge voneinander).

Die lockende Umklammerung ist eine wichtige Position zur Stimulation der ganzen Klitoristraube und zur Aufrechterhaltung der Verbindung zwischen Vulva und Mund – es ist höchstwahrscheinlich die Position, die Ihre Finger einnehmen werden, wenn Ihre Partnerin zum Orgasmus kommt, wobei Sie zur Verstärkung des Teams noch einen dritten Finger einsetzen und damit ihre pochenden Beckenkontraktionen steigern können.

Zusammenfassung

Außer mit der Einführung eines zweiten Fingers haben wir uns mit der Bedeutung der lockenden Umklammerung befasst – eine Position, die es Ihrem Finger ermöglicht, die ganze Klitoristraube einzubeziehen. Zu diesem Zeitpunkt des Prozesses setzen Sie Ihre Finger ein, um eine Position zu finden und dann gleichmäßigen Druck aufrechtzuerhalten.

Zwischenspiel

Frage: »Meine Freundin liebt oralen Sex, aber manchmal klagt sie darüber, dass sie sich dabei einsam fühlt. Ist das nicht merkwürdig?« (Rob, 29)

Antwort: Nein, mit diesem Gefühl von Einsamkeit steht sie nicht allein da. Obwohl Cunnilingus eine intensive körperliche Erfahrung ist, besteht die Möglichkeit, dass sie eine gewisse Trennung von Ihnen spürt. Sie könnten ein Bein über eines ihrer Beine legen, sodass Ihr Penis an der Innenseite ihres Oberschenkels ruht. Streicheln Sie ihren Bauch mit Ihrer freien Hand. Bringen Sie Ihre Körper stärker miteinander in Kontakt. Und obwohl Sie sich auf ihre Vulva konzentrieren, sollten Sie daran denken, dass Sie eine ganze Frau vor sich haben. Geben Sie sich also etwas zusätzliche Mühe, und sprechen Sie mit ihr, um die Verbindung aufrechtzuerhalten.

Pause

Die lockende Umklammerung, die im vorhergehenden Kapitel beschrieben wurde, bietet die ideale Gelegenheit, beim Cunnilingus mal eine kurze Pause einzulegen und sich auf andere Arten von Stimulation zu konzentrieren – vorausgesetzt, Ihre Partnerin lässt dies zu.

- Während Sie die Klitoristraube weiter stimulieren, gehen Sie auf die Knie, schmiegen sich an eine Seite Ihrer Partnerin und küssen ihren Bauch und ihre Brüste; Sie können auch ihren Mund küssen, wenn sie nichts dagegen hat, aber beachten Sie Folgendes: Genauso wie der Durchschnittsmann es nicht unbedingt mag, von einer Frau geküsst zu werden, nachdem sie ihn gerade oral befriedigt hat, haben es auch viele Frauen nicht so gerne, ein nasses Gesicht, das sich gerade den unteren Gefilden gewidmet hat, zu küssen.
- Für eine solche kurze Pause sollten Sie ein kleines Handtuch parat halten und Ihre freie Hand einsetzen, um Ihr Gesicht schnell abzuwischen. Sie können bei Ihrer Partnerin auch die Innenseite ihrer Oberschenkel abtrocknen und ihre Vulva leicht abtupfen.

Die perfekte Zweisamkeit

Eine solche Pause bietet auch die Gelegenheit, ein paar Schlucke Wein zu genießen, um den Gaumen zu erfrischen. Wie in Teil I erläutert, ähnelt der pH-Wert der Vulva stark dem pH-Wert von Wein, sodass Cunnilingus und Wein ein perfektes Paar abgeben. Wählen Sie einen trockenen Weißwein oder einen roten Zinfandel – Weine, die ein wenig zur Säure neigen, verleihen Ihrer Zunge zusätzlichen Schwung.

Wenn Sie sich etwas Besonderes gönnen wollen, kaufen Sie eine gute Flasche Viognier aus der Region Condrieu in Frankreich. Dieser Wein besitzt ein reiches Bouquet mit Anklängen an Aprikose, Pfirsich und Honig. In Kombination mit dem süßen Nektar der Vulva glauben Sie, Ambrosia, die Speise der Götter, zu kosten! Egal welchen Wein Sie auswählen, sollten Sie Ihrer Partnerin einen Schluck anbieten, bevor Sie sich wieder Ihren Streichelbewegungen mit der Zunge zuwenden. Aber denken Sie daran: Während dieses Zwischenspiels sollten Sie Ihre Finger nicht aus der lockenden Umklammerung lösen. Umfassen Sie die Klitoristraube gut, und genießen Sie alle dargebotenen Trankopfer.

Zusammenfassung

Die lockende Umklammerung ist die ideale Möglichkeit, beim Cunnilingus eine kurze Pause einzuschieben, eine Verbindung mit dem Oberkörper Ihrer Partnerin herzustellen und andere Formen der Stimulation zu genießen, bevor Sie sich wieder ihrer Vulva zuwenden.

Die Handlung steigern, Teil 2

Unter Druck: Die Klitoris

Jetzt ist es an der Zeit, mit dem Mund mehr Druck auf die Klitoris auszuüben – *sehr viel* mehr. Zu diesem Zeitpunkt im sexuellen Reaktionsprozess ist Stimulation in der Form von ständigem Druck auf den Bereich der Klitoriseichel wahrscheinlich das wichtigste Element, um der Partnerin zum Orgasmus zu verhelfen. Bei den anderen drei Elementen, die für ihren Orgasmus wichtig sind, handelt es sich um:

- den Rhythmus der Zunge an ihrer Klitoriseichel
- die feste Position Ihrer Finger an der Klitoristraube
- Unterstützung durch Ihre Hand unter ihrem Po

Zusammen ermöglichen diese vier Elemente die orale Herbeiführung des weiblichen Orgasmus.

- Üben Sie mit der flachen, stillen Zunge Druck aus. Spannen Sie Ihre Zunge möglichst fest an, und drücken Sie dann mit ihr auf die Klitoriseichel. Reflexartig wird Ihre Partnerin ihre Vulva an Ihre Zunge pressen.

Jetzt ist es an der Zeit, eine Schlüsselkomponente der oralen Stimulation vorzustellen: die »Zahnfleischpresse«.

- Heben Sie die Oberlippe an, indem Sie die Zähne fletschen, und drücken Sie das Zahnfleisch an die vordere Naht, den empfindsamen Bereich knapp oberhalb der Eichel. (Wenn es Ihnen schwer fällt, Ihr Zahnfleisch auf diese Weise zu entblößen, setzen Sie stattdessen die Oberlippe ein.)
- Beginnen Sie mit leichtem Druck, und passen Sie diesen so an, wie es für Ihre Partnerin angenehm ist. Obwohl die vordere Naht nicht so berührungsempfindlich ist wie die Klitoriseichel selbst, befinden sich hier doch viele Nervenenden, da der Klitorisschaft darunter verläuft. Der Vorteil der »Zahnfleischpresse« besteht darin, dass Druck auf die vordere Naht ausgeübt wird, Sie jedoch gleichzeitig in der optimalen Position sind, leicht und geschickt Eichel, Frenulum, Vorhaut und die kleinen Schamlippen mit der Zunge zu lecken.
- Ähnlich wie bei der flachen, stillen Zunge überlassen Sie es Ihrer Partnerin, hinsichtlich Geschwindigkeit und Rhythmus die Führung zu übernehmen. Sie kann Ihr Zahnfleisch als Widerstand nutzen, um die für den Orgasmus notwendige Reibung aufzubauen.

Fest dagegenhalten

Wenn Sie die »Zahnfleischpresse« anwenden, kann der Druck auf Ihr Zahnfleisch bisweilen beträchtlich sein – es kann sogar etwas schmerzen, speziell wenn Ihre Partnerin sich dem Orgasmus nähert.

Die »Zahnfleischpresse« aus der Nähe betrachtet

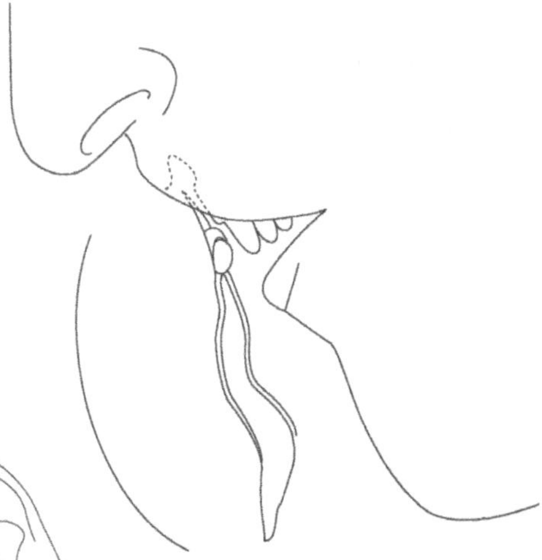

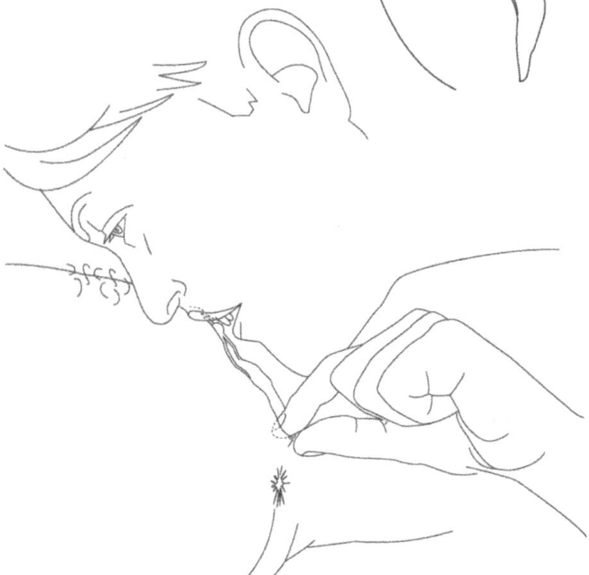

Die »Zahnfleischpresse« und Zwicken des Perineums

Wenn Sie das Gefühl haben, dass Sie eine Pause bei der »Zahnfleischpresse« brauchen, versuchen Sie, Druck auf ihr Frenulum auszuüben, jenen Bereich direkt unterhalb der Klitoriseichel. Glücklicherweise enthält das Frenulum genau wie andere empfindsame Teile des Klitorisnetzwerks viele Nervenenden, und Sie können hier leicht Druck einsetzen, während Sie die Eichel weiter mit Ihrer Zunge liebkosen.

- Drücken Sie mit dem Daumen aufs Frenulum, und massieren Sie das darunter liegende Gewebe und den Beckenknochen. Beim Lecken achten Sie darauf, dass sich Ihr Daumen direkt unter Ihrer Zunge befindet.

Zungentipp: Setzen Sie einen Vibrator ein, um Druck auf ihr Frenulum auszuüben. Das Frenulum ist ein wichtiger Bereich für die Anwendung von Druck. Die Spitze des Vibrators sollte sich bequem an den Bereich unterhalb der Klitoriseichel schmiegen. Während Sie sich der Klitoriseichel mit der Zunge zuwenden, sollten Sie darauf achten, dass sich die Spitze des Vibrators direkt unterhalb Ihrer Zunge befindet (vielleicht sogar an ihr vibriert) und der Schaft des Vibrators unter Ihrem Kinn. Weitere Informationen dazu, wie Sie einen Vibrator einbeziehen können, finden Sie im Anhang unter der Überschrift »Nützliches Spielzeug«.

Unabhängig davon, ob Sie Druck auf die vordere Naht mit dem Zahnfleisch oder auf das Frenulum mit Daumen oder Vibrator ausüben, ist es wichtig, dass Sie einen Widerstandspunkt schaffen, der es Ihrer Partnerin ermöglicht, nach eigenem Gefühl Reibung und sexuelle Spannung zu erzeugen.

Alle Spieler ins Spiel bringen

Jetzt ist es an der Zeit, die »Zahnfleischpresse« zusammen mit der klammernden Lockbewegung einzusetzen. Diese Kombination aus konzentriertem Druck auf beiden Seiten der Klitorisregion – innen und außen – wird Ihre Partnerin in den vororgasmischen Zustand versetzen.

- Erhalten Sie den Druck der »Zahnfleischpresse« fünf bis zehn Sekunden lang aufrecht, und variieren Sie ihn dann mit Streichelbewegungen der Zunge – kurzen waagrechten Bewegungen, die von links nach rechts über die Klitoriseichel gleiten, oder senkrechten Bewegungen von unten nach oben.
- Dabei setzen Sie die manuelle Stimulation mit der lockernden Umklammerung fort.
- Lassen Sie den Daumen in Aktion treten, indem Sie mit ihm gegen das Frenulum drücken.
- Bringen Sie die freie Hand (die das Gesäß stützt) ins Spiel, indem Sie mit ihr das Perineum stimulieren. Wenn Ihre Hand das Gesäß Ihrer Partnerin waagrecht stützt, drehen Sie die Hand einfach so, dass sie auf Höhe der Spalte zwischen ihren Pobacken senkrecht ausgerichtet ist. Jetzt ist

Ihr Daumen frei, gewillt und in der Lage, das Perineum von außen zu stimulieren.

Sie arbeiten jetzt wie ein Profi. Sie stimulieren die wichtigen Bereiche des Klitorisnetzwerks (die sichtbaren und die verborgenen) und lassen *all* seine Teile in Aktion treten!

Zusammenfassung

1. In diesem Kapitel haben wir erörtert, wie wichtig es ist, Druck von außen auf den Bereich um die Klitoriseichel herum auszuüben.
2. Wir haben die Technik der »Zahnfleischpresse« an der vorderen Naht oder alternativ Druck mit der Fingerspitze oder einem Vibrator am Frenulum vorgestellt. Wichtig dabei ist, Druck aufrechtzuerhalten und einen Widerstandspunkt zu bieten, während Sie damit fortfahren, die Klitoriseichel mit der Zunge zu stimulieren.
3. Überlassen Sie Ihrer Partnerin die Führung, was Geschwindigkeit, Rhythmus und Druck betrifft.
4. Zu guter Letzt haben wir eine Kombination vorgestellt, die die klammernde Lockbewegung zur Stimulation der Klitoristraube, die »Zahnfleischpresse« für Druck an der vorderen Naht, Zungenbewegungen zur Stimulation der Eichel und die manuelle Stimulation von Frenulum und Perineum umfasst.

Zeit lassen

Frage: »Gibt es irgendeine Möglichkeit, den Prozess beim Cunnilingus zu beschleunigen?«

Antwort: Was Sie auch tun, Sie sollten *keinesfalls* versuchen, die Dinge zu beschleunigen, indem Sie die Geschwindigkeit der Klitorisstimulation erhöhen. Frauen beklagen in Bezug auf die oralen Gewohnheiten der Männer besonders, dass sie zu schnell und zu grob sind. Wenn Sie Ihre Partnerin also mit »der Zunge ficken« oder ihre Klitoris wie ein Pornostar ruckartig reiben, damit es schneller geht, kann alles schief gehen, und Sie können ihr sogar wehtun.

Tun Sie *nichts*, was Ihrer Partnerin das Gefühl geben könnte, dass Sie es eilig haben oder ungeduldig werden. Seufzen oder stöhnen Sie nicht, werden Sie nicht wütend oder frustriert, schauen Sie nicht auf die Uhr, und sagen Sie keinesfalls: »Na, komm schon!« Schauen Sie sich noch einmal die drei Prinzipien auf Seite 115 an, und beherzigen Sie besonders Prinzip Nr. 2: Eile ist nicht geboten; sie hat alle Zeit der Welt. Sie wollen jeden Augenblick genießen.

Eine der häufigsten Ängste der Frau beim Cunnilingus ist die Furcht, dass sie zu lange braucht – deshalb ist dieses Prinzip so wichtig. Wenn Ihre Partnerin auch nur annimmt, dass sie Ihrer Meinung nach zu lange brauche, kann ihre Angst zu einer sich selbst erfüllenden Prophezeiung werden.

Vorspiel ist *der* Schlüsselfaktor. Je stärker die Partnerin beim Vorspiel erotisch stimuliert wurde, desto leichter und schneller wird sie zum Orgasmus kommen. Statt zu versuchen, die von Ihnen aufgewendete Zeit zu verringern, sollten Sie sich auf die Lust und die Intimität konzentrieren, die Sie ihr bieten.

Außerdem gibt es wichtige Augenblicke beim Cunnilingus, wenn die Einführung eines neuen Elements oder einer Variation – ein Zungenschlag, ein Finger, die Stimulation der Klitoristraube oder des Afters – dem Prozess mehr Drive verleiht und das Geschehen vorantreibt.

Es versteht sich von selbst, dass der Mann den sexuellen Reaktionsprozess der Frau verstehen und eine Vielfalt an Techniken einsetzen sollte, wenn er sie stimuliert.

Doch abgesehen von der allgemeinen Erfahrung ist ein wesentlicher Faktor oft die Vertrautheit und das intuitive Wissen, das entsteht, wenn man eine Frau intim kennt und aus erster Hand lernt, was funktioniert und was nicht.

Henry David Thoreau sagte: »Nicht, dass die Geschichte lang sein muss, aber es dauert lange, sie zu kürzen«, und dasselbe gilt für Cunnilingus. Um ein kurzes Werk zu schaffen – eins, das die Stärke und Resonanz eines längeren hat –, müssen Sie sowohl Ihr Handwerk verstehen als auch Ihr Thema kennen. Und solch intimes Wissen kommt mit der Zeit, mit der Übung und mit der Hingabe.

Vororgasmus, Teil 1

Einstmals war ihr Orgasmus ein weit entferntes Ziel bei Ihrer Reise auf der Straße der Erregung. Jetzt sind die Konturen der Skyline klar sichtbar, der klopfende Puls der Main Street spürbar. Sie haben gerade die Stadtgrenzen überschritten. Willkommen in Orgasmopolis!

Die sichtbaren Zeichen der Erregung

Was Sex und den »Augenblick danach« anbelangt, lautet die wahrscheinlich von den Männern am häufigsten gestellte Frage: »Mmh ... bist du gekommen?« Vielen Männern ist der weibliche Orgasmus ein Geheimnis, ein Rätsel: eine Chimäre, so unfassbar und schwer zu begreifen, dass Männer ihn oft nicht erkennen, obwohl es direkt vor ihren Augen passiert.

Bald werden wir uns *ganz genau* damit befassen, was passiert, wenn eine Frau einen Orgasmus erlebt. Doch vorerst kann ich Ihnen eines versichern: Wenn Sie sich auf den sexuellen Reaktionsprozess Ihrer Partnerin eingestimmt haben, wenn Sie die ganze Zeit unbeirrt voranmarschieren, dann werden Sie die sichtbaren Anzeichen des bevorstehenden Höhepunkts schon eine Weile vor dem Ereignis selbst erkennen. Diese Anzeichen sind in der vororgasmischen Phase am offensichtlichsten, in den Augenblicken, die den Orgasmuskontraktionen direkt vorhergehen.

Also – worin bestehen die sichtbaren Anzeichen der Erregung? Woran können Sie erkennen, dass Ihre Partnerin kurz vor dem Orgasmus steht?

Im Verlauf der Zeit haben weise Männer über diese Frage nachgedacht, und in *Das Tao der Liebe* präsentiert uns der Autor Jolan Chang die »Anzeichen der weiblichen Erregung«, wie sie vom Tao-Meister Wu Hsien dargelegt wurden:

1. Sie atmet keuchend, und ihre Stimme zittert unkontrolliert.
2. Sie schließt die Augen, ihre Nasenlöcher werden größer, und sie ist nicht in der Lage zu sprechen.
3. Sie starrt den Mann an.
4. Ihre Ohren werden rot, und ihr Gesicht rötet sich, aber ihre Zungenspitze wird etwas kälter.
5. Ihre Hände sind heiß, und ihr Bauch ist warm; gleichzeitig wird ihre Sprache fast unverständlich.
6. Ihr Gesicht hat einen fast verzauberten Ausdruck, ihr Körper ist weich wie Gelee, und ihre Gliedmaßen sind schlaff.
7. Der Speichel unter ihrer Zunge ist ausgetrocknet, und ihr Körper drückt sich an den des Mannes.
8. Das Pulsieren ihrer Vulva wird bemerkbar, und die Absonderungen fließen.

Schön und gut. Obwohl der moderne Mann vielleicht nicht bemerkt, dass »der Speichel unter ihrer Zunge ausgetrocknet ist«, kann er dennoch gewisse Beobachtungen machen, wie die nachstehenden Zitate belegen:

»Ich spüre, wie ihre Scheide enger wird. Sie beginnt wie ihr Herzschlag zu pochen und zu pulsieren.«

»Ihr Körper wird steif, ihre Muskeln verhärten sich. Alles zieht sich zusammen und entspannt sich wieder – speziell die Beine.«

»Ihre Haut rötet sich; ihr ganzer Körper heizt sich auf.«

»Sie beginnt zu schwitzen.«

»Ihre Bauchmuskeln spannen sich an.«

»Ihre Brüste schwellen an.«

»Ich stelle einen Unterschied hinsichtlich ihres Geschmacks fest; ihre Säfte werden dicker, sie werden süßer und wärmer. So als ob sie durch die ganze Aktion erhitzt werden und in einem Kessel kochen.«

»Sie hält mich in meiner Position ganz fest und lässt nicht zu, dass ich mich bewege.«

»Sie umklammert mich.«

»Ihre Atmung wird ganz tief, so als ob sie einen Marathon läuft.«

»Ich spüre, wie ihr Herz schneller schlägt und pocht.«

»Sie zieht mich an den Haaren und Ohren.«

»Sie drückt ihr Becken nach oben.«

»Sie reibt sich an mir.«

»Sie beißt sich auf die Unterlippe.«

»Sie sagt: ›Los, mach weiter – nicht aufhören.‹«

»Sie umklammert irgendetwas – meine Haare, einen Finger, ein Stück Bettdecke.«

»Sie tritt in eine andere Welt ein. Sie ist total konzentriert.«

»Sie scheint wie besessen zu sein und redet wirres Zeug.«

Noch 90 Sekunden

Cunnilinguisten sind in einer wunderbaren Position, die sichtbaren Zeichen der Erregung zu beobachten, speziell bei brennendem Licht. Besonders auffällig sind die dunklere Farbe der kleinen Schamlippen und ihr tiefer werdender Glanz sowie die Tatsache, dass sich die Klitoris unter die Vorhaut zurückzieht – *beides sind Anzeichen dafür, dass Ihre Partnerin 90 Sekunden vor dem Orgasmus steht*. Selbst im Dunkeln ist es nicht schwer festzustellen, dass sich die Eichel zurückgezogen hat; konzentrieren Sie sich darauf, wie sich die Eichel anfühlt, wenn sie ganz hervorsteht, und Sie werden ihre Abwesenheit leicht erkennen können.

Zusammenfassung

In diesem Kapitel haben wir die sichtbaren Anzeichen der Erregung erörtert und wie Sie feststellen können, dass es bei Ihrer Partnerin noch 90 Sekunden bis zum Orgasmus dauert.

Vororgasmus, Teil 2

In Position bleiben

Einer der herausforderndsten Aspekte der vororgasmischen Phase ist es, Ihre Partnerin an Ort und Stelle zu halten und ihr zu helfen, die Position der an Ihrem Mund anliegenden Klitoris aufrechtzuerhalten. Vor ihr liegt ein gerader Weg, und Sie müssen dafür sorgen, dass sie nicht entgleist und plötzlich die Richtung wechselt. Oft haben Frauen den Orgasmus nicht mehr im Griff, kurz bevor er eintritt. Daher müssen Sie konsequent und beharrlich sein.

Denken Sie daran: Ein sehr kleiner Bereich (die Region der Klitoriseichel) muss beständigen starken Kontakt mit einem anderen sehr kleinen Bereich (Ihrer Zunge und Ihrem Zahnfleisch) aufrechterhalten. Wenn Ihre Hände (eine unter ihrem Po, die andere im Inneren ihres Scheideneingangs) sie nicht gut festhalten, wenn Ihr Mund und Ihr Zahnfleisch nicht fest an ihren Klitorisbereich gedrückt sind und wenn Ihre Zunge keine methodischen, rhythmischen Bewegungen ausführt, büßt ihr potenzieller Orgasmus schnell seine Unausweichlichkeit ein und wird nur mehr zu einer bloßen Möglichkeit. Stellen Sie sich am besten vor, dass Sie der Klitoris helfen, keinerlei Ausweichmöglichkeit mehr zu haben.

- Wenn Ihre Partnerin in der Vororgasmusphase ist, bringen Sie ihre Beine möglichst nah zusammen. In dieser Position ist es für ihre Beckenmuskeln viel leichter, in einen Zustand unwillkürlicher Zuckungen zu gelangen. Wenn ihre Beine zu weit geöffnet sind, kommt Ihre Partnerin möglicherweise gar nicht zum Orgasmus. Machen Sie sich keine Gedanken, dass Sie nicht genug Platz haben, um sie mit Ihrer Zunge zu stimulieren – es ist jede Menge Platz vorhanden. Zu diesem Zeitpunkt gilt: je enger, desto besser. Denken Sie daran, dass die Klitoriseichel ein *äußerlicher* Teil der Vulva und näher an der Oberfläche des Venushügels ist als das Innere der Scheide.
- In dieser Position zieht sich alles zusammen und wird enger – die Scheidenwände um Ihre Finger herum, ihre Beine um Ihre Arme herum. Alle Aktivitäten werden verkrampfter und konzentrierter. Ein externer Beobachter könnte den Eindruck haben, dass Sie beide ziemlich still daliegen, aber wenn Sie Ihren Griff auch nur ein wenig lockern, entfesseln Sie einen wahren Wirbelsturm an Bewegung.

Zungentipp: Wenn Sie Hilfe brauchen, um die Beine Ihrer Partnerin zusammenzuhalten, vor allem weil Sie ja versuchen, sich auf die Kombination von manueller und oraler Stimulation zu konzentrieren, fesseln Sie sie und binden ihre Fußknöchel – mit einer Krawatte oder einem Seidenschal – zusammen. Dies macht es sehr viel leichter, die Partnerin in Position zu halten.

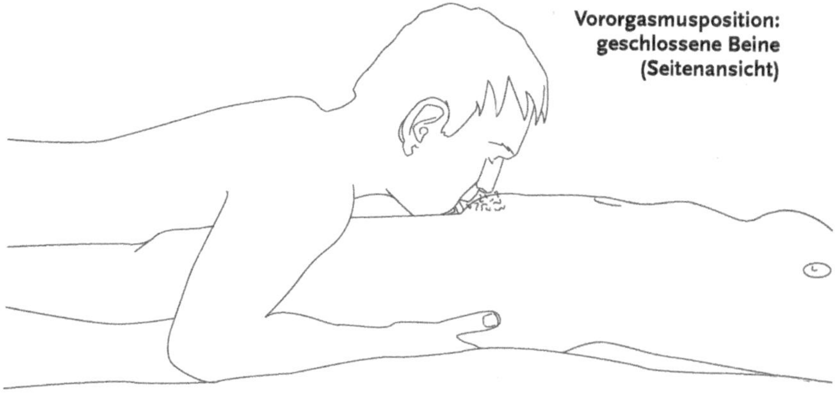

Vororgasmusposition: geschlossene Beine (Seitenansicht)

- Oft ist es am einfachsten, die Partnerin in Position zu halten, indem Sie ihre Beine zusammendrücken und – während die Finger der einen Hand sich in ihrem Inneren befinden und die andere Hand unter ihrem Po ruht – von oben mit dem ganzen Gewicht Ihres Körpers umklammern.

Zusammenfassung

In diesem Kapitel haben wir erörtert, wie wichtig es ist, der Partnerin bei der Beibehaltung ihrer Position zu helfen. Konzentrieren Sie sich darauf, sie möglichst still zu halten und ihre Bewegungen einzuschränken. Achten Sie zudem darauf, dass ihre Beine so eng wie möglich zusammengedrückt werden.

Intermezzo am Po

Geben Sie dem Ganzen mit ein wenig analen Spielereien etwas mehr Würze! Sie erinnern sich: Klitoris und After sind durch das Perineumgewebe miteinander verbunden, und der Schließmuskel zieht sich während des Orgasmus gemeinsam mit den Beckenmuskeln zusammen. Kurz gesagt: Die Afterregion ist am sexuellen Reaktionsprozess beteiligt und mit dem Klitorisnetzwerk verbunden.

Wie bei allen Elementen von Cunnilingus kann wenig viel bewirken, und die anale Stimulation macht da keine Ausnahme. Wie bei allen anderen Dingen, die wir diskutiert haben, geht es eher um Stimulation als um Penetration.

- Bisher haben Sie das Perineum und den Bereich um den After herum stimuliert. Jetzt streifen Sie mit der Fingerspitze über den After und führen diese dann ein – nur die Fingerspitze. Sobald Sie in den Analbereich eindringen, sollten Sie spüren, wie sich die Schließmuskeln um Ihren Finger herum anspannen.
- Halten Sie diese Position während des Orgasmus Ihrer Partnerin ein.

Zungentipp: Wenn Sie den After stimulieren, brauchen Sie möglicherweise etwas von dem Gleitmittel, das Sie bereithalten. Normalerweise ist dies nicht notwendig, da ein wenig Feuchtigkeit die Reise von der Vulva nach Süden zum Perineum und in den Analbereich angetreten hat, aber es schadet nicht, vorbereitet zu sein.

- Wenn Sie den After stimulieren, müssen Sie darauf achten, dass Sie einen Finger einführen, der nicht an der manuellen Stimulation der Vulva beteiligt ist, da Bakterien aus dem After nicht mit der Vulva in Kontakt kommen dürfen. Am besten setzen Sie den Daumen der Hand ein, die den Po Ihrer Partnerin stützt. Es sollte Ihnen nicht schwer fallen, eine Position einzunehmen, in der Sie das Gesäß stützen und gleichzeitig die *Spitze* Ihres Daumens in ihren After einführen können.
- Oder führen Sie den kleinen Finger oder den Ringfinger der Hand ein, die sich um die manuelle Stimulation kümmert – diese beiden Finger werden während der manuellen Stimulation der Vulva meistens vernachlässigt, und Sie sollten sie ruhig etwas aktiver werden lassen.

Cunnilingus wird im Allgemeinen als Form des sexuellen Ausdrucks akzeptiert, während die Stimulation des Analbereichs bisweilen als etwas Verbotenes betrachtet wird, obwohl ein großer Unterschied zwischen einer kleinen, in den Po eingeführten Fingerspitze und richtigem Analverkehr besteht. Wenn es für Sie das erste Mal ist, reizen Sie die Umgebung ein wenig mit dem Finger und geben Ihrer Partnerin klare körperliche Hinweise, dass Sie sich »nähern und eintreten«. Wenn sie sich dabei nicht wohl fühlt, lassen Sie es. Es lohnt sich nicht, das glückliche Ende einer bisher produktiven Cunnilingus-Session zu riskieren.

Zusammenfassung

In diesem Kapitel haben wir die Rolle erörtert, die der Analbereich beim sexuellen Reaktionsprozess spielt, und die Art von Stimulation, die am besten in Verbindung mit Cunnilingus eingesetzt wird. Denken Sie wieder eher an Stimulation als an Penetration. Anale Stimulation kann die Qualität ihres Orgasmus stark verbessern, aber bei Übertreibung wirkt sie eher ablenkend.

Vororgasmus, Teil 3

Während Ihre Partnerin kurz vor dem Höhepunkt steht, nehmen Sie sich einen Augenblick Zeit, um einen klaren Kopf zu bekommen. Lassen Sie sich von der ganzen Erregung nicht hinreißen. Einer der Hauptvorteile von Cunnilingus gegenüber dem Geschlechtsverkehr besteht darin, dass Sie während der gesamten Erfahrung vernünftig bleiben und die Kontrolle behalten können; der häufigste, von Männern begangene Fehler besteht darin, Leidenschaft mit Leidenschaft zu begegnen.

Jetzt, da Sie so weit gekommen sind, dürfen Sie die Cunnilingus-Session in den allerletzten Augenblicken NICHT in Chaos ausarten lassen.

Überlegte, ruhige Zungenbewegungen

Jetzt ist der ideale Zeitpunkt gekommen, um die Zunge *cool* einzusetzen, ja, vielleicht sogar ein bisschen gemein zu sein. Je kleiner und leichter Ihre Zungenbewegungen sind, desto mehr werden Sie die gesteigerten Empfindungen kurz vor dem Orgasmus in die Länge ziehen und sexuelle Spannung aufbauen.

- Wenn Sie Ihre Partnerin mit rhythmischen, senkrechten Bewegungen lecken, lassen Sie zur Abwechslung eine aus. Zum Beispiel: 1-2-3-4, 1-2-auslassen-4 oder 1-auslassen-2-auslassen, 1-auslassen-2-auslassen.
- Oder führen Sie eine horizontale Leckbewegung während einer Reihe senkrechter Bewegungen aus – genauso wie wir die Cunnilingus-Session mit einigen Neckereien begonnen haben, können wir sie auch beenden.
- Reduzieren Sie das Tempo. Lassen Sie den Orgasmus Ihrer Partnerin auf Sie zukommen. Locken Sie ihn neckisch aus ihr hervor. Diese Neckereien helfen nicht nur, ihren Orgasmus auszulösen, sondern verstärken auch die orgasmischen Kontraktionen.

Hier drei kreative Techniken, wie man ganz ruhig ihren Orgasmus hervorlockt:

Leckbewegungen à la Jackson Pollock

Eine kleine Geschichte über den Maler Jackson Pollock: Eines Nachmittags besuchte ihn ein Journalist im Atelier, betrachtete das Werk des Künstlers und sagte, unbeeindruckt von den abstrakten Klecksen: »Das ist keine Kunst, jeder Affe kann das.« Pollock tauchte den Pinsel in eine Dose Farbe, machte eine schnipsende Bewegung mit dem Handgelenk und forderte den Journalisten auf, sich zum Teufel zu scheren. Er wies auf den Türgriff: Darauf, direkt in der Mitte, befand sich ein einzelner Farbtupfer.

- Versuchen Sie, Ihre Partnerin so zu lecken, wie Pollock malte: breite Striche, äußerst präzise festgelegt. Beginnen Sie mit schlangenartig herabstoßenden Bewegungen mit dem flachen Teil der Zunge, und hören Sie mit der Zungenspitze auf. Wie Pollock sollten Sie wissen, worauf Sie abzielen; demonstrieren Sie die Präzision, die Grundlage der Leidenschaft ist.

Das Lilienblatt

Stellen Sie sich einen Frosch auf einem Lilienblatt vor. Er sitzt still und geduldig da, und plötzlich stößt er seine Zunge hervor, um sich seine Beute zu schnappen. Ahmen Sie den Frosch nach, und »schnappen« Sie mit Ihrer Zunge nach der Klitoriseichel. Beim Cunnilingus ist weniger auf jeden Fall mehr, und diese Technik – mit ihren Pausen und dem plötzlichen, kurzen Kontakt – bestätigt dies.

Der letzte Schliff

Der impressionistische Maler Georges Seurat war Pionier des Pointillismus, des Malstils, bei dem das Thema mit Tausenden, wenn nicht Millionen winziger Farbtupfer wiedergegeben wird. Wie Seurat, der stolz ein kaum trockenes Landschaftsbild betrachtet, geben Sie Ihrer »Leinwand« den letzten Schliff – mit einem ganz kleinen Zungenspitzenpinsel beleben Sie Ihr Thema durch eine Explosion von Farbtupfern.

Achtung: Jetzt kommen die ersten einer Reihe unwillkürlicher, zuckender Kontraktionen, die signalisieren, dass Ihre

Partnerin den Orgasmus erreicht hat und kurz davor steht, die Spannung freizusetzen, die Sie beide mit so viel Mühe aufgebaut haben.

Masters und Johnson beschrieben die Vororgasmusphase (die sie als Plateauphase bezeichneten) so: »Die Frau sammelt psychologische und physiologische Kraft aus dem Vorrat an ansteigender sexueller Spannung, bis sie all ihre körperlichen und mentalen Kräfte auf einen Sprung in die dritte oder orgasmische Phase des Ausdrucks sexueller Spannung richten kann.«

Zusammenfassung

In diesem Kapitel haben wir den Wert von kleinen, leichten Zungenbewegungen erörtert, während Ihre Partnerin auf den Orgasmus zusteuert. Diese kleinen Gesten bieten Kontrast zum Druck Ihres Zahnfleischs an der vorderen Naht; sie helfen auch, die letzte gesteigerte Phase des Vororgasmus in die Länge zu ziehen und weitere sexuelle Spannung aufzubauen.

Wenn man nicht zum Ende kommen kann

Manchmal ist die Frau einfach nicht in der Lage, durch Cunnilingus zum Orgasmus zu kommen, und wird in der vororgasmischen Phase stecken bleiben, es sei denn, es findet ein Übergang zum Genitalverkehr statt. Dies kann verschiedene Gründe haben:

- Ihre Partnerin könnte der Meinung sein, dass Geschlechtsverkehr der richtige oder einzige Weg ist, um als Frau einen Orgasmus zu erleben.
- Sie könnte sich bei der Vorstellung, im Mund des Mannes zu kommen, unwohl fühlen.
- Oder vielleicht hat sie ihren Körper einfach nicht darauf »trainiert«, einen Orgasmus auf diese Art und Weise zu erleben.

Natalie Angier schrieb dazu: »Die intime Verbindung zwischen dem psychischen Temperament der Frau und ihrer klitoralen Macht bedeutet, dass die Klitoris mit dem Gehirn – dem großen Gehirn – verdrahtet sein muss, bevor sie singen kann. Das Gehirn muss lernen, seinen kleinen Stab so zu lenken, so wie es lernen muss, den Körper auf einem Fahrrad im Gleichgewicht zu halten. Und wenn dies einmal erlernt wurde, verlernt man es nie mehr.«

Bei den meisten Frauen, sieht die »Verdrahtung« so aus, dass sie beständig durch Masturbation zum Orgasmus kommen können und sich dann mit der Unbeständigkeit des genitalen Verkehrs zufrieden geben. Da viele Männer im Allgemeinen nicht die Zunge einsetzen, um die Partnerin durch den *gesamten* sexuellen Reaktionsprozess hindurch zu lenken, sind viele Frauen nicht entsprechend »verdrahtet« und können beim Cunnilingus nicht kommen.

Glücklicherweise lässt sich eine solche Änderung leicht herbeiführen. Beruhigen Sie Ihre Partnerin, sorgen Sie für Entspannung; sagen Sie ihr, dass Sie es sich wünschen, dass sie auf diese Weise kommt; zeigen Sie ihr, wie sehr Sie es genießen. Geben Sie ihr Zeit, den Prozess nach und nach zu erleben, und seien Sie nicht verärgert, wenn sie nicht gleich beim ersten Mal kommt. Sie wird es schaffen, vorausgesetzt, Sie bieten ihr die Stimulation, die sie braucht.

Doch wenn sie weiterhin auf genitalem Geschlechtsverkehr besteht, sorgen Sie dafür, dass der Übergang zur Penetration nahtlos verläuft. Man verliert leicht den Rhythmus, der sich etabliert hat, und kann all die sexuelle Spannung, die Sie so sorgfältig aufgebaut haben, verschwenden.

Mehr zu diesem Thema lesen Sie im Kapitel »Nahtlose Übergänge« (ab Seite 254).

Der weibliche Orgasmus: Erweitern Sie Ihr Vokabular

Wir wollen unser Vokabular ein wenig aufpolieren und dabei ein, zwei Dinge über den weiblichen Orgasmus lernen:

WORT: *»Rabelesk«*

BEDEUTUNG: wie Rabelais oder seine Werke; zeichnet sich durch übersprudelnde Phantasie und Karikatur aus

BEISPIEL: »Die Wände erbebten heftig durch die Schreie ihres Orgasmus – so sehr, dass sich der Mann fragte, ob ihr Klagen nicht eher *Rabelesk* als echt war.«

1994 erklärte Shere Hite, dass über die Hälfte der Frauen, die an ihrer letzten Umfrage teilgenommen hatten, vorgaben, einen Orgasmus zu erleben, und nur 42 Prozent mit einem männlichen Partner zum Höhepunkt kamen. Laut Studien jüngeren Datums beträgt der Anteil der Frauen, die nicht beständig zum Orgasmus kommen, bis zu 58 Prozent. *Die beste Möglichkeit, einen vorgetäuschten Orgasmus zu erkennen, besteht darin, dass man weiß, wie ein echter aussieht.*

Für einen sachkundigen Cunnilinguisten, der den sexuellen Reaktionsprozess seiner Partnerin kennt, ist dies einfacher, als Sie denken. Wie bereits erörtert, gibt es sichtbare Anzeichen der Erregung, die sich während des gesamten sexuellen Reaktionsprozesses offenbaren, vor allem in der Vororgasmusphase.

Diese umfassen

- beschleunigte Atmung,
- erhöhte Körpertemperatur und Herzfrequenz,
- Zustand starker Anspannung der Muskeln, der auch als Hypertonizität bezeichnet wird,
- Anspannung der Bauchmuskulatur,
- Pochen der PC-Muskeln und ein allgemeines »Nachuntendrücken« im Beckenbereich.

Während der vororgasmischen Phase können Sie nicht nur diese sichtbaren Anzeichen von Erregung beobachten, *sondern Sie werden den weiblichen Orgasmus prinzipiell auch an den zuckenden, unwillkürlichen Kontraktionen des Genitalbereichs erkennen, die auch als Beckenstöße bezeichnet werden.*

- Wenn die sexuelle Spannung durch den Orgasmus freigesetzt wird, ziehen sich Vagina und Gebärmutter im Durchschnitt zehn- bis 15-mal zusammen, wobei jede Kontraktion etwa acht Zehntelsekunden dauert. Der Schließmuskel des Afters zieht sich ebenfalls zwei- bis fünfmal zusammen. Auf der Grundlage dieser Messungen dauert der durchschnittliche weibliche Orgasmus zehn bis 20 Sekunden an.

- Verbunden mit diesen genitalen und rektalen Kontraktionen ist das zuckende Anspannen und Entspannen vieler Muskeln im ganzen Körper einschließlich der Arme, Beine, des Halses und des Gesichts – selbst die Zehen krümmen sich nach vorn.
- Während des Orgasmus beschleunigt sich die Atmung, und der Puls steigt stark an (auf 110 bis 180 Schläge pro Minute).
- Manche Frauen ejakulieren dabei eine klare Flüssigkeit.

Zungentipp: Wenn Sie sich fragen, ob der Orgasmus Ihrer Partnerin echt war, achten Sie auf das stärkere Hervorstehen ihrer Brustwarzen. Es kann den Anschein haben, dass sie stärker erigieren, aber in Wirklichkeit gehen nur die Bereiche der Brustwarzenvorhöfe wieder in den Normalzustand über. Ein weiteres Anzeichen für den Orgasmus ist das schnelle Abklingen der sexuellen Rötung, die durch einen glänzenden Schweißfilm ersetzt wird.

Man kann sich den weiblichen Orgasmus so vorstellen, dass er nicht so sehr Aktion, sondern eher *Reaktion* ist, als unwillkürliches Freisetzen all der sexuellen Spannung, die sich während des Erregungsprozesses aufgebaut hat, endgültige Hingabe und Loslassen. Es sollte immer bedacht werden, dass in Bezug auf den Orgasmus keine Frau der anderen gleicht, und viele Sexualtherapeuten betrachten die individuelle Erfahrung in dieser Hinsicht als etwas so Einzigartiges, dass sie bisweilen von einem »orgasmischen Fingerabdruck« reden.

Dennoch gibt es Übereinstimmungen in der Gesamtstruktur eines Orgasmus, wobei die Durchschnittsfrau das plötzliche Gefühl des »Stoppens« erlebt, dem fast unmittelbar intensive, starke Kontraktionen folgen, die langsam nachlassen und zu einem schwächeren, milderen Pulsieren des Beckens werden, bevor sie abklingen.

Zurück zu der Frage, wie Sie erkennen können, ob Ihre Partnerin nur so tut als ob. Viele Frauen können die Merkmale des Orgasmus einschließlich der Kontraktionen der Beckenbodenmuskeln nachahmen, obwohl es unwahrscheinlich ist, dass eine Frau acht bis zehn dieser Kontraktionen in weniger als 20 Sekunden reproduzieren kann. Tatsächlich empfehlen Sexualtherapeuten Frauen, denen es schwer fällt, einen Orgasmus zu erleben, dass sie genau dies tun – so zu tun, als ob sie einen Orgasmus erlebten, um den Körper zu stimulieren und ihn mit diesem Trick dazu zu bringen, dass er einen echten Höhepunkt erlebt.

Doch in Wirklichkeit wissen die meisten Frauen, dass sie sich nicht die Mühe geben müssen, eine überzeugende Reproduktion der Wirklichkeit zu präsentieren, wenn sie einfach eine Ersatzvorstellung hinsichtlich jener Merkmale geben können, die die *Männer* am ehesten täuschen und ihnen gefallen, nämlich jede Menge Geräusche und Wildheit, die letztendlich nichts als Schall und Rauch sind. Dies ist eine grobe Verallgemeinerung, aber es sind oft die Kreischenden und Schlagenden, die die *Simulantinnen* sind.

Ein Orgasmus kommt nicht aus dem Nichts; er ist der Schlussakkord eines Musikstücks, dessen Takte Sie die ganze Zeit vorgegeben haben. Wenn der letzte nicht als verdient erscheint, dann ist dies wohl auch so.

WORT: »*Adlatus*«

BEDEUTUNG: Helfer, Gehilfe

BEISPIEL: »Als getreuer und gewissenhafter *Adlatus* seiner Herrin wusste er genau, was zu tun war, als ihr Körper zu zucken begann und vor Lust erschauerte.«

Wenn bei der Frau die Periode der orgasmischen Kontraktionen beginnt, müssen Sie sich absolut auf das konzentrieren, was Sie tun. Behalten Sie Ihre Position bei. Bieten Sie einen stabilen Widerstandspunkt. Spüren Sie die Kontraktionen des Orgasmus, die Stöße ihres Beckens. Wie ein Stoßdämpfer nehmen Sie die Bewegungen Ihrer Partnerin mit dem Körper auf und leiten sie kanalisiert in angenehmeren Vibrationen zurück in ihren Körper. Nehmen Sie die Energie auf; hüllen Sie sie ein. Lassen Sie sie langsam heraus. Lassen Sie nicht zu, dass ihr Orgasmus wie eine gewaltige Sprengladung jäh explodiert; locken Sie ihn langsam in langen, flüssigen Rhythmen hervor.

Bleiben Sie ruhig und gelassen. Dies ist nicht der richtige Augenblick, sich im Trubel zu verlieren und keine Disziplin mehr walten zu lassen. Bald kommen Sie an die Reihe. *Sorgen Sie dafür, dass Sie Ihr Werk beenden.*

Warten Sie, bis sie ganz zum Ende kommt!

Während Männer einen Punkt der »Ejakulationsunausweichlichkeit« während des sexuellen Reaktionsprozesses erreichen, der auch als Punkt ohne Wiederkehr bezeichnet wird, brauchen Frauen beständige, ununterbrochene Stimulation der Klitoris, selbst mitten im Höhepunkt, da der Orgasmus sonst mit Karacho abstürzen kann.

Leicht könnte man die Augenblicke kurz vor dem Orgasmus mit dem Orgasmus selbst verwechseln. Dem weiblichen Orgasmus gehen kleine, anschwellende Wellen der Lust voraus, die verebben und sich aufbauen, und diese Wellen können den Anschein eines Orgasmus haben. Ihre Partnerin ist dabei zu kommen, ohne dass sie den Höhepunkt bereits erreicht hat. Ihr Beckenbereich pocht, aber sie befindet sich noch nicht im Zustand der unwillkürlich ablaufenden zuckenden Freisetzung von Spannungen. Wenn der eigentliche Orgasmus eintritt, wird der vorhergehende Rhythmus unterbrochen; dieser Augenblick hat etwas Gewalttätiges – eine Zuckung, ein Erschauern, wie das erste Rütteln, wenn das Fahrwerk eines landenden Flugzeugs die Rollbahn berührt. Der eigentliche Orgasmus mag auf seinem Höhepunkt nur zehn bis 20 Sekunden lang anhalten, aber der gesamte Prozess – erfüllt von einem prickelnden Auf und Ab – kann leicht mehrere Minuten dauern.

WORT: »*Appoggiatur*«

BEDEUTUNG: langer Vorschlag, ein der Hauptnote zur Verzierung vorgesetzter Nebenton

BEISPIEL: »Wenn eine Frau als Ergebnis oraler Stimulation zum Höhepunkt kommt, kann man geschickt kleine, aber hochwirksame *Appoggiaturen* anwenden, die sie den ›Hauptevent‹ intensiver erleben lassen.«

Wenn die Frau während des genitalen Verkehrs zum Höhepunkt kommt, spüren Sie möglicherweise die Kontraktionen ihres Orgasmus, die an Ihrem Penis pulsieren, aber es gibt wenig, was Sie tun können, um diese lustvollen Wellen zu stimulieren oder zu steigern, außer dass Sie ständigen Kontakt zur Klitoris aufrechterhalten.

Beim Cunnilingus haben Sie jedoch den zusätzlichen Vorteil, dass Sie Ihre Zunge einsetzen können, um diesem Prozess das Sahnehäubchen aufzusetzen.

- Wenn bei Ihrer Partnerin die Periode orgasmischer Kontraktionen – von etwa zehn bis 20 Sekunden Dauer – begonnen hat, wenden Sie leichte, spielerische Zungenstöße an der Klitoriseichel an; fahren Sie mit kurzen senkrechten Bewegungen, abwechselnd mit einigen diagonalen, über die Eichel. Wie immer tun Sie dies ruhig, gelassen und sanft. Diese »Appoggiaturen« sollten ein leichtes Kitzeln mit der Zunge sein, quasi gegen den Impuls des Orgasmus gerichtet. Stellen Sie sich diese Verzierungen als winzige

Unebenheiten auf der Straße vor: Sie werden Ihre Partnerin nicht bremsen, aber sie wird sie spüren. Lassen Sie sich Zeit; Sie müssen nicht mehr als insgesamt vier bis sechs dieser Bewegungen ausführen. Jede wird den Prozess anfeuern und kontrapunktieren – Energiespitzen, die die Lust erhöhen, bis die ganze sexuelle Spannung völlig erschöpft und ihrem Körper entzogen wurde. Kurz gesagt: Setzen Sie Ihre Zunge ein, um ihr das letzte Quäntchen Lust zu entlocken.

WORT: *»mäandernd«*

BEDEUTUNG: voller Drehungen und Wendungen

BEISPIEL: »So *mäandernd* war der Prozess ihrer Erregung, so Schwindel erregend und weit seine Reise, dass er sich, selbst nachdem ihre letzten unsteten Kontraktionen nachgelassen hatten, immer noch nicht sicher war, dass sie voll befriedigt war.«

Sie wissen, dass der Höhepunkt Ihrer Partnerin abgeschlossen ist, wenn sich ihr Körper entspannt, die Atmung langsamer wird und die Kontraktionen wie ein Echo in der Ferne verhallt sind. Es scheint, als sei sie vor Ihren Augen glückselig dahingeschmolzen. Vor allem die Klitoriseichel wird aufgrund der Erfahrung so empfindsam sein, dass sie sich bei der geringsten Berührung zurückzieht. Stimulieren Sie sie, bis der Punkt erreicht ist, an dem sie die Berührungen Ihrer Zunge nicht mehr ertragen kann. Möglicherweise signalisiert sie diesen Augenblick, indem sie eine Hand auf Ihren Kopf legt oder Sie sanft wegschiebt. Richten Sie sich nach ihren Wünschen, und heben Sie den Kopf an.

Sie haben gute Arbeit geleistet, aber es ist noch längst nicht vorbei.

Zusatzspiel: Sie kommt wieder (und wieder)

»Es ist der reine Instinkt. Der Vorhang senkt sich, wenn der Rhythmus richtig zu sein scheint, wenn die Handlung nach einem Ende verlangt.«

HAROLD PINTER

»Großartig ist die Kunst des Anfangs, aber noch größer ist die Kunst des Endes.«

THOMAS FULLER

Sie werden feststellen, dass eine der größten Freuden bei der Adaption der Philosophie dieses Buches darin besteht, dass Ihre Partnerin während der sexuellen Aktivität nicht nur *regelmäßig* kommt, sondern dass die Tür jetzt für sie offen ist, sehr viel mehr Orgasmen zu erleben, wenn Sie den Ihren so lange hinauszögern, bis sie ihren ersten Höhepunkt erlebt hat.

Tatsächlich ist es für eine Frau *sehr viel leichter*, einen zweiten Orgasmus zu erleben, da ihre Genitalien noch mit Blut angefüllt sind und ihr Körper noch von stark sexuell wirksamen Chemikalien durchflutet ist. Natalie Angier beschrieb den weiblichen Orgasmus so: »Es kann viele Minuten dauern, bis sie den ersten Gipfel erreicht, aber wenn sie erst einmal angekommen ist, wird sie feststellen, dass die muntere Bergsteigerin Flügel erwarten. Sie muss nicht wieder hinabklettern, um den nächsten Gipfel zu erklimmen, sondern kann wie ein Raubvogel auf den Strömungen der Lust dahingleiten.«

Leichter gesagt als getan. Für den Durchschnittsmann ist die Stimulierung eines *einzigen* weiblichen Orgasmus bereits ein Geheimnis, die Vorstellung von *multiplen* Orgasmen gar das Rätsel der Sphinx. Meistens denken Männer, dass das weibliche Potenzial, multiple Orgasmen zu erleben, etwas mit einer »besonderen« oder »einzigartigen«, *ihr eigenen* »Fähigkeit« zu tun hat und wenig oder nichts mit ihm: Entweder kann sie es, oder sie kann es nicht.

Nun, die Wahrheit lautet, dass die meisten Frauen multiple Orgasmen in der Regel und nicht als Ausnahme erleben *können*, und es hat durchaus sehr viel mit ihrem Partner zu tun. Aber keine Sorge: Wenn Sie ihr zu ihrem ersten Orgasmus verhelfen können, sollte es Ihnen kaum Probleme bereiten, ihr auch einen zweiten zu bescheren. Viele Frauen erleben bei einer sexuellen Begegnung mit einem Mann keinen zweiten oder dritten Orgasmus aus genau demselben Grund, warum sie auch keinen ersten Orgasmus erleben – sie erhalten nicht die angemessene Stimulation der Klitoris, und der Partner zögert seine Befriedigung nicht hinaus.

Doch die Tatsache, dass Ihre Partnerin keine multiplen Orgasmen mit Ihnen erlebt, heißt nicht, dass sie sie überhaupt nicht hat. Die meisten Frauen sind in der Lage, beim Masturbieren mit Leichtigkeit mehrere Höhepunkte zu haben. Tat-

Multiple Orgasmen

Die Autoren von *Sex. A Man's Guide* zitieren eine Studie, die an der Universität von Wisconsin durchgeführt wurde. Dabei stellte man fest, dass Frauen, die multiorgasmisch waren, eher Partner hatten, die ihren eigenen Orgasmus hinauszögerten, bis die Frau ihren ersten erlebt hatte.

sächlich stellten Masters und Johnson fest, dass einige Frauen imstande waren, mit Hilfe eines Vibrators 50 Höhepunkte hintereinander zu erreichen! Frauen tun nichts »Besonderes«, um beim Masturbieren multiple Orgasmen zu erleben, sondern sorgen einfach für die dazu erforderliche konzentrierte Klitorisstimulation.

Die angeborene biologische Fähigkeit, multiple Orgasmen zu haben, hat viel damit zu tun, wie Frauen nach dem Orgasmus die Auflösungsphase erleben und in den Vorerregungszustand zurückkehren. Männer verlieren ihre Erektion schnell und machen die Rückbildungsphase durch (den Zeitraum, der vergehen muss, bis der Betreffende erneut eine Erektion haben kann), aber die weiblichen Genitalien brauchen viel länger, um in den Normalzustand zurückzukehren – mindestens fünf bis zehn Minuten. Außerdem enthält die Klitoris kein Venengeflecht zur Stauung des Blutes und zur Aufrechterhaltung einer Erektion, das wesentliches Element beim explosiven männlichen Orgasmus und beim Befruchtungsprozess ist.

Wenn Sie Ihre Partnerin zu ihrem zweiten und mehr Orgasmen bringen wollen, kehren Sie zuerst zu den Aktivitäten des Vorspiels – Küssen, Umarmen und leichte Berührungen – zurück. Halten Sie sie warm, sorgen Sie für anhaltende Erregung bei ihr, aber nehmen Sie sich etwas Zeit, bevor Sie wieder zu intensiver genitaler Stimulation übergehen. (Denken Sie daran, dass die Klitoris im Gegensatz zu anderen Teilen ihres Körpers nach dem Orgasmus äußerst empfindsam ist.) Lassen Sie sich ebenfalls etwas Zeit, um abzukühlen und sich von dem zu erholen, was gerade passiert ist. Wenn Sie beide wieder zur genitalen Stimulation bereit sind, können Sie dies mit den Händen, der Zunge oder sogar mit dem Penis tun. Richtig: Alles hat seine Zeit und seinen Ort, und die Zeit für den Geschlechtsverkehr ist gekommen, *nachdem* sie ihren ersten Orgasmus erlebt hat – nicht einfach nur, weil sie einmal befriedigt wurde, sondern weil es in diesem »wärmeren« Erregungszustand viel wahrscheinlicher ist, dass sie einen zweiten Höhepunkt erleben wird.

Nahtlose Übergänge

Bevor Sie zur genitalen Penetration übergehen, setzen Sie Cunnilingus ein, um Ihre Partnerin möglichst nah an den Punkt heranzubringen, an dem der Orgasmus unausweichlich wird.

Die Frau oben

Wenn Ihre Partnerin soweit ist, versuchen Sie es in einer Position, in der sie sich *oben* befindet. Dies ist eine ideale Stellung für sie, um

- ihre Klitoris an Ihrem Beckenknochen am Ansatz Ihres Penis in Position zu bringen und idealen Druck zu erzielen;
- ihre Klitoristraube an Ihrem Penis zu stimulieren;
- Rhythmus und Geschwindigkeit zu kontrollieren;
- die Orgasmuserfahrung abzustimmen.

Masters und Johnson erklärten: »Die Reaktion der Klitoris kann sich in einer Position, in der die Frau sich oben befindet, schneller und mit größerer Intensität entwickeln als in jeder anderen weiblichen Koitusstellung.« Wenn Ihre Partnerin sich oben befindet, werden Sie weniger Stoßbewegungen ausführen, sodass Sie wahrscheinlich eher in der Lage sind, das Timing des eigenen Orgasmus zu kontrollieren.

Die Technik der koitalen Ausrichtung

Diese Stellung kann die Chancen der Frau, einen Orgasmus durch genitale Penetration zu erleben, stark erhöhen. Sie ist eine verbesserte Standardmissionarsstellung, bei der der Mann sich oben befindet. Bei dieser Technik dringt der Mann aus einem höheren Winkel als normal ein und übt mit dem Penisansatz und dem Beckenknochen Druck auf die weibliche Klitoris aus. Bei Anwendung dieser Technik sollten Sie besonders dafür sorgen, dass Kontakt mit der Klitoris aufrechterhalten wird. Die Gesamtbewegung ist weniger stoßend, sondern eher ein synchronisiertes Hin- und Herwiegen, wobei die Klitoris und der Penisansatz im Mittelpunkt stehen.

Gleichzeitigkeit erzielen

Vielleicht haben Sie beschlossen, auf einen gleichzeitigen Orgasmus hinzuarbeiten. Wenn Sie während ihres »orgasmischen Gipfels« mehr in Fahrt kommen müssen, um selbst zum Höhepunkt zu kommen, tun Sie dies mit einer »wiegenden« Bewegung, bei der Penisansatz und Beckenknochen an ihrer Klitoris ausgerichtet sind.

Sie sollten sich keinem Druck ausgesetzt fühlen, allzu erfindungsreich sein zu müssen. Die Fähigkeit, den Orgasmus gleichzeitig zu erreichen, entsteht oft aus dem intuitiven Gefühl des Wissens und Verstehens, das sich in einer festen Beziehung entwickelt. Aus dieser Perspektive sollte es nicht weiter überraschen, dass der Umfrage *Sex in America* zufolge drei von vier verheirateten Frauen erklärten, dass sie immer oder normalerweise beim Sex zum Höhepunkt kommen, während dies bei weiblichen Singles weniger als zwei von drei Frauen gelang. Hauptsächlich ist der größere Erfolg der verheirateten Frauen gegenüber den unverheirateten auf die gegenseitige Kenntnis des Körpers des jeweiligen Partners und das Wissen zurückzuführen, was funktioniert und was nicht.

In diesem Sinne erlebt man in einer festen Beziehung die Freude der Wiederholung. Sie müssen nicht mehr lernen, wie die Partnerin befriedigt werden kann; Sie wissen, wie Sie dies bewerkstelligen können. Sie müssen nicht weiter darüber nachdenken. Durch diesen Verlust der Befangenheit können Sie Ihren Körpern vertrauen, um Möglichkeiten zu finden, wie Sie einander Lust bereiten können, wobei Sie in einen unbeschwerten Zustand des sexuellen Seins übergehen.

Kierkegaard schrieb: »Die Hoffnung ist ein entzückendes Mädchen, das einem zwischen den Händen entschlüpft; die Erinnerung ist eine schöne alte Frau, mit der einem doch nie im Augenblick gedient ist; die Wiederholung ist ein geliebtes Eheweib, dessen man nie überdrüssig wird.«

Egal ob Sie verheiratet sind oder nicht – wunderbarer Sex entsteht oft aus der Wertschätzung der Wiederholung und dem Genuss dessen, was man hat.

Vergessen Sie nicht den Epilog

In fast jedem großen Werk der dramatischen Kunst folgen auf den Höhepunkt die Rückkehr zur Ordnung, eine Wiederherstellung des Gleichgewichts und das Gefühl eines Abschlusses. Manchmal ist es nur eine kurze Szene, ein einzelner Augenblick, ein kurzer Ritt in den Sonnenuntergang, aber in diesem kurzen Augenblick haben wir ein durchdringendes Gefühl von Ruhe und Wohlbefinden, das beruhigende Gefühl, dass alles mit der Welt in Ordnung ist. In diesem Sinn geht die Erfahrung nie vorüber.

Eine wunderbare Begegnung im sexuellen Bereich, sei sie oraler oder genitaler Art, ist ganz ähnlich. Nach dem Aufruhr und Trubel des Höhepunkts – der Auflösung durch den Orgasmus beider Partner – müssen wir für einen Augenblick der Stille, eine Ruheperiode sorgen, dafür, dass wir wieder Boden unter den Füßen spüren. Um es ganz offen zu sagen: Wenn die Handlung abgeschlossen ist, drehen Sie sich nicht einfach im Bett um, um einzuschlafen, oder stehen auf, um sich aus dem Kühlschrank etwas zu trinken zu holen. Nur weil Sie beide durch Ihren Orgasmus befriedigt sind, heißt dies nicht, dass das Spiel zu Ende ist. Genau wie Sie zu Anfang 15 Minuten oder mehr fürs Vorspiel aufgewendet haben, sollten Sie sich ganz bewusst Zeit fürs Zusatzspiel nehmen.

Verfangen Sie sich nicht in der »Kuschellücke«! Egal ob Sie einander umarmen, sich küssen und berühren oder einfach nur miteinander reden – es geht darum, die Verbindung aufrechtzuerhalten. Zusatzspiel bedeutet nicht, sich umzudrehen und einzuschlafen oder aus dem Bett zu springen, um ein »wichtiges« Telefongespräch zu führen.

Um es mit Theodore Van de Velde, einem Pionier unter den Sexologen zu sagen: In den Augenblicken nach dem Orgasmus beweist der Mann, ob er ein »erotisch zivilisierter« Erwachsener ist oder nicht.

Setzen Sie einer ansonsten brillanten Vorstellung keinen Dämpfer auf. Diese 15 Minuten, in denen Sie miteinander schmusen und sich Nettigkeiten zuflüstern, machen wahre Größe aus und den Unterschied zwischen einem Meister und einem Versager.

Nehmen Sie diesen Augenblick nicht als selbstverständlich hin. Bleiben Sie fokussiert, und halten Sie die Verbindung aufrecht. Reiten Sie gemeinsam in den Sonnenuntergang. Und bereiten Sie sich auf einen schönen neuen Tag vor …

Teil III

Alles zusammen-bringen

Das Wesen des Stils

> *»Voller Überzeugung, unterstützt und aufgerichtet durch die Macht der Wirkung, bewaffnet mit den Regeln der Grammatik, sind Sie bereit, sich zu offenbaren.«*
>
> ELEMENTS OF STYLE

Wenn Sie sich – wohl vertraut mit der sexuellen Anatomie Ihrer Partnerin, ausgerüstet mit dem Wissen um ihren Reaktionsprozess und bewandert in einer Vielfalt von Techniken für ihre Stimulation – für eine *tolle* Cunnilingus-Session entscheiden, sollten Sie an folgende Dinge denken:

- Sorgen Sie dafür, dass Ihre Partnerin ausreichend erregt ist. Nutzen Sie das Vorspiel dazu, eine gute Basis für sexuelle Spannung aufzubauen.
- Bevor Sie ihr den ersten oralen Kuss geben, achten Sie darauf, dass Sie beide jeweils eine Position eingenommen haben, die sich während des gesamten sexuellen Reaktionsprozesses aufrechterhalten lässt.
- Wenn Sie Ihre Oraltechniken einsetzen, konzentrieren Sie sich auf Stimulation statt auf Penetration. Wenden Sie sanfte, rhythmische Zungenbewegungen an. Denken Sie

daran: All die empfindsamen Nervenenden, die zu ihrem Orgasmus beitragen, befinden sich direkt vor Ihrer Zungenspitze.

- Bringen Sie die drei Prinzipien von Cunnilingus dabei ständig zum Ausdruck: 1. Ihre Partnerin oral zu befriedigen erregt *Sie*; Sie genießen es genauso sehr wie sie. 2. Eile ist nicht geboten; sie hat alle Zeit der Welt. Sie wollen jeden Augenblick genießen. 3. Ihr Duft ist provozierend, ihr Geschmack ist umwerfend: Alles rührt von derselben wunderbaren Essenz her.

- Wenn Sie Ihre Finger einsetzen, dringen Sie nicht ein und stoßen nicht; konzentrieren Sie sich auf den Druck mit der Fingerspitze an wichtigen Bereichen wie etwa der Klitoristraube.

- Denken Sie an die Tugend der flachen, stillen Zunge. Stillhalten kann wirksamer sein als Bewegung.

- Seien Sie selbstbewusst, nicht anmaßend. Ein einfacher, bescheidener Ansatz ist viel wirksamer als ein protziger.

- Cunnilingus ist nicht etwas, das Sie ihr *an*tun; es ist etwas, das Sie *mit* ihr tun. Sie sollte sich an Ihnen bewegen können, um die gewünschte Reibung zu erzeugen.

- Wenn sie auf den Orgasmus zugeht, bleiben Sie in ständigem Kontakt mit ihrer Klitoris. Halten Sie ihre Beine möglichst eng zusammen, während gleichzeitig ihre Vulva gut zugänglich ist.

- Bleiben Sie ruhig, gemessen und fokussiert. Passen Sie auf, dass Sie den Prozess nicht verlieren; lassen Sie nicht zu, dass Ihnen ihr Orgasmus entgleitet.
- Wenn sie kommt, schmücken Sie die Kontraktionen ihres Orgasmus mit leichten Streichelbewegungen der Zunge aus.
- Beenden Sie immer, was Sie angefangen haben. Cunnilingus ist ein vollständiger Prozess mit Anfang, Mitte und Ende.
- Die Erfahrung ist nicht vorüber, nur weil sie einen Orgasmus hatte. Unabhängig davon, ob Sie sie zu einem oder vielen Höhepunkten bringen, kehren Sie immer gemeinsam in den Vorerregungszustand zurück.

Ganz wichtig: Ihr Stil hängt ursprünglich und letztlich davon ab, *wer* Sie sind, und nicht davon, was Sie tun oder wie Sie es tun. Genau wie keine Frau in derselben Weise auf die in diesem Buch beschriebenen Techniken reagiert, wendet sie kein Mann in genau derselben Weise an.

Vorgehensweisen: Spickzettel

Hier finden Sie eine Reihe von Vorgehensweisen (vom Anfänger bis zum Fortgeschrittenen), die viele der in den einzelnen Phasen des Hauptspiels beschriebenen Techniken integrieren und vereinigen. Diese Vorgehensweisen sollen nicht unbedingt auswendig gelernt werden, sondern demonstrieren, wie die Techniken eingesetzt werden können, damit es zu einer nahtlosen, »fließenden« Cunnilingus-Session kommt. Im Anhang finden Sie eine leere Vorlage, die Sie fotokopieren können, um eigene Vorgehensweisen zu entwickeln.

Wenn alles zusammengebracht wird und spezifische Techniken implementiert werden, sollten Sie an die Schlüsselelemente denken, die Sie kennen gelernt haben und die Sie bei Ihrer Kompositionsmethode leiten werden. Zu diesen Kompositionselementen gehören:

- die Stimulation der zehn wesentlichen Hotspots: Klitoriseichel und -vorhaut, Venushügel, Klitoristraube, vordere Naht und Klitorisschaft, Frenulum, kleine Schamlippen, Scheideneingang, Fourchette, Perineum, After
- über sechs wesentliche Phasen hinweg: der erste Kuss, Entwicklung von Rhythmus, Aufbau von Spannung, Eskalation, Vororgasmus, Orgasmus

- Einsatz der drei »Hauptakteure«: Zunge, Finger, Hände
- und verschiedene »Nebendarsteller«: Zahnfleisch, Penis (optional), Sexspielzeug und Fesselung (ebenfalls optional; Näheres dazu im Anhang)

Wenn Sie ein Neuling hinsichtlich Cunnilingus und in der »Anfängerphase« sind, sollten Sie sich die Fragen und Antworten unter der Überschrift »Der jungfräuliche Kuss« im Anhang ansehen. Bei der Entwicklung Ihrer ersten Vorgehensweisen sollten Sie sich zudem auf einfache Zungenbewegungen konzentrieren und damit experimentieren, Zunge und Finger gemeinsam einzusetzen. Besonders wichtig ist dabei ein *lustorientierter Ansatz* und kein *orgasmusfokussierter.* Beobachten Sie dabei, was funktioniert und was nicht.

Wenn Sie in der »Phase für Fortgeschrittene« sind, konzentrieren Sie sich auf die Zusammenarbeit von Zunge und Händen und die Stimulation aller Aspekte des Klitorisnetzwerks, einschließlich der internen Bereiche wie beispielsweise der Klitoristraube. Zusätzlich stimmen Sie sich auf den Reaktionsprozess Ihrer Partnerin ein und schmücken ihren Orgasmus aus. Entwickeln Sie Ihre Fähigkeit, sie beständig zum Orgasmus zu bringen, und sorgen Sie dafür, dass dies das Ergebnis umfassender Klitorisstimulation ist.

In der »Könnerphase« experimentieren Sie mit einzigartigen neuen Ansätzen, die alles forcieren und Technik und Intuition miteinander verschmelzen. Zusätzlich versuchen Sie, ihr multiple Orgasmen zu bescheren und einen gemeinsamen Höhepunkt in Ihr Crescendo zu integrieren.

Bei der Entwicklung Ihrer Vorgehensweisen sollten Sie die Schlüsselelemente Ihrer Komposition auswählen – auf diese Weise werden sich die von Ihnen eingesetzten Techniken zu einem Ganzen zusammenfügen, das größer ist als die Summe seiner Teile.

Vorgehensweisen: vom Anfänger zum Könner

Vorgehensweise Nr. 1

Dies ist ein elementares Verfahren für Anfänger, das ihn mit fundamentalen Zungenbewegungen vertraut macht. Die Fingerarbeit wird dabei auf einem absoluten Minimum gehalten, während gleichzeitig zur Beobachtung der sexuellen Reaktion ermutigt wird.

Level: Anfänger

Phase 1: Der erste Kuss
(weniger als eine Minute)

ZUNGE: Lange, langsame Zungenbewegung von unten nach oben. Führen Sie diese so leicht und sanft wie möglich aus.

HAND: Beide Hände unter den Pobacken, die Beine sind leicht geöffnet. Fester Griff.

Phase 2: Rhythmus entwickeln
(drei bis fünf Minuten)

ZUNGE: Senkrechte halbe Leckbewegungen (fünfmal), gefolgt von einer langen Zungenbewegung, die über die Klitoriseichel streift. Konzentrieren Sie sich auf die Schamlippen und das Frenulum. Die Klitoriseichel wird nur bei den ganzen Bewegungen gestreift, nicht bei den halben.

FINGER: Ein einzelner Finger (Zeigefinger) wird zum Teil in den Scheideneingang eingeführt.

HAND: Ziehen Sie eine Hand unter ihrer Pobacke hervor, um den Finger einzuführen. Setzen Sie eine Hand ein, um beide Pobacken mit einem festen Griff zu umfassen.

Phase 3: Spannung aufbauen

(fünf bis zehn Minuten)

ZUNGE: Unterbrechen Sie senkrechte Zungenbewegungen durch waagrechte. Bei den senkrechten versuchen Sie, den unteren Bereich der Klitoriseichel nur leicht zu streifen, ohne sie ganz zu berühren. Konzentrieren Sie sich darauf, die Eichel mit waagrechten Bewegungen zu streifen. Nach jeweils fünf senkrechten Bewegungen führen Sie eine waagrechte aus.

FINGER: Ein einzelner Finger ist weiterhin in den Scheideneingang eingeführt. Konzentrieren Sie sich darauf, die Beckenmuskeln zu spüren. Mit den anderen Fingern streifen Sie leicht über die Vulva und das Perineum.

HAND: Damit wird weiterhin der Po gestützt.

Phase 4: Eskalation
(drei bis fünf Minuten)

ZUNGE: Fahren Sie mit senkrechten und waagrechten Bewegungen fort. Drücken Sie zusätzlich die Zunge an die Klitoriseichel. Halten Sie in dieser Position fünf Sekunden lang inne.

FINGER: Führen Sie einen zweiten Finger in den Scheideneingang ein. Drücken Sie mit den Fingern gegen die Scheidendecke. Suchen Sie die Klitoristraube.

HAND: Während Sie weiterhin die Pobacken stützen, indem Sie beide umfassen, versuchen Sie das Perineum mit dem Daumen zu stimulieren.

Phase 5: Vororgasmus
(drei bis fünf Minuten)

ZUNGE: Drücken Sie die Zunge gegen die Klitoriseichel. Konzentrieren Sie sich auf den Druck, und verlangsamen Sie die Zungenbewegung, während Sie Ihrer Partnerin einen Widerstand bieten. Sie kann sich frei bewegen und Ihre Zunge als Widerstand nutzen.

FINGER: Während zwei Finger eingeführt sind (die Handfläche zeigt nach oben), drücken Sie mit dem Daumen gegen das Frenulum und bieten den erforderlichen Druck. Halten Sie die anderen Finger im Inneren des Scheideneingangs, aber achten Sie darauf, dass der Daumen am Frenulum die Hauptrolle spielt.

HAND: Setzen Sie die Hand zur Unterstützung der Pobacken ein, und bleiben Sie in Kontakt mit der Klitoris; erhalten Sie die Position Ihrer Partnerin aufrecht. Achten Sie darauf, dass ihre Beine eng zusammengeführt sind. Sie sollten spüren, wie die Innenseiten ihrer Oberschenkel gegen Ihre Hand drücken, deren Finger in den Scheideneingang eingeführt sind.

Phase 6: Orgasmus

(weniger als eine Minute)

ZUNGE: Konzentrieren Sie sich darauf, Ihre Zunge auf die Klitoriseichel zu drücken. Achten Sie darauf, wie Ihre Partnerin gegen Sie drückt. Erhalten Sie den Druck aufrecht. Beobachten Sie die orgasmischen Kontraktionen, und bleiben Sie dabei die ganze Zeit in dieser Position. Nach den Kontraktionen lecken Sie einmal leicht über die Klitoriseichel. Sie sollte sich bei Berührung zurückziehen.

FINGER: Achten Sie darauf, wie die Beckenmuskeln gegen Ihre Finger pochen. Konzentrieren Sie sich darauf, den Druck mit dem Daumen an ihrem Frenulum aufrechtzuerhalten.

HAND: Konzentrieren Sie sich darauf, die Position nicht zu verändern, während Ihre Partnerin eine Periode zuckender orgasmischer Kontraktionen erlebt. Setzen Sie Ihre Hand ein, um von unten gegen die Pobacken zu drücken, und richten Sie Ihre Zunge an der Klitoriseichel aus.

Anmerkung: Konzentrieren Sie sich auf die Beobachtung des sexuellen Reaktionsprozesses, und lernen Sie, wie Ihre Zunge Reaktionen stimuliert. Setzen Sie Ihre Zunge sanft und langsam ein, und stimulieren Sie die Klitoriseichel am Anfang nicht zu stark. Gegen Ende des Prozesses sollte Ihre Partnerin den Rhythmus festlegen und sich so bewegen können, dass Sie ihr Widerstand bieten. Konzentrieren Sie sich darauf, Ihre Partnerin in Position zu halten, während Sie in der Endphase des Orgasmus direkt mit der Klitoris in Kontakt bleiben. Falls erforderlich, setzen Sie einen Vibrator anstelle der Finger ein und konzentrieren sich auf die Zungenbewegungen.

Vorgehensweise Nr. 2

Bei dieser Vorgehensweise werden die Zungenbewegungen des letzten Verfahrens zum größten Teil beibehalten, aber Sie konzentrieren sich stärker auf die Integration der Finger und des Zahnfleischs.

Level: Anfänger

Phase 1: Der erste Kuss
(weniger als eine Minute)

ZUNGE: Lange, langsame Zungenbewegung von unten nach oben. Führen Sie diese so leicht und sanft wie möglich aus.

FINGER: Mit der Hand, die Sie für die Fingerarbeit einsetzen werden, drücken Sie von oben auf den Venushügel und verengen den Scheideneingang.

HAND: Die andere Hand befindet sich unter den Pobacken; drücken Sie mit dem Daumen gegen das Perineum.

Phase 2: Rhythmus entwickeln

(drei bis fünf Minuten)

ZUNGE: Senkrechte halbe Leckbewegungen (fünfmal), gefolgt von einer langen Zungenbewegung, die über die Klitoriseichel streift. Konzentrieren Sie sich auf die Schamlippen und das Frenulum. Die Klitoriseichel wird nur bei den ganzen Bewegungen gestreift, nicht bei den halben.

FINGER: Erhalten Sie den Druck auf den Venushügel aufrecht, sodass der Scheideneingang weiterhin verengt und die Klitoriseichel für die Zungenbewegungen zugänglicher ist.

HAND: Mit einer Hand unter den Pobacken drücken Sie mit dem Daumen weiterhin gegen das Perineum.

Phase 3: Spannung aufbauen

(fünf bis zehn Minuten)

ZUNGE: Unterbrechen Sie senkrechte Zungenbewegungen durch waagrechte. Bei den senkrechten versuchen Sie, den unteren Bereich der Klitoriseichel nur leicht zu streifen, ohne sie ganz zu berühren. Konzentrieren Sie sich darauf, die Eichel mit waagrechten Bewegungen zu streifen. Nach jeweils fünf senkrechten Bewegungen führen Sie eine waagrechte aus.

FINGER: Ein einzelner Finger (Zeigefinger) ist teilweise in den Scheideneingang eingeführt; während Sie Ihre Zungenbewegungen durchführen, konzentrieren Sie sich darauf, Ihren Zeigefinger in einer Lockbewegung über die Scheidendecke, den Boden und die linke und rechte Scheidenwand zu führen. Achten Sie zusätzlich darauf, in längeren Intervallen die Klitoristraube an der Scheidendecke sowie das Perineumgewebe am Scheidenboden zu umfassen.

HAND: Damit wird weiterhin der Po gestützt, während der Daumen ans Perineum gedrückt wird.

Phase 4: Eskalation

(drei bis fünf Minuten)

ZUNGE: Drücken Sie das Zahnfleisch oder die Oberlippe an die vordere Naht. Fahren Sie mit senkrechten und waagrechten Bewegungen fort.

FINGER: Führen Sie einen zweiten Finger in den Scheideneingang ein, und machen Sie mit drehenden Lockbewegungen weiter. Umfassen Sie die Klitoristraube und halten Sie sie gut fest. Sorgen Sie für Abwechslung, indem Sie das Perineumgewebe umklammern.

HAND: Während Sie weiterhin die Pobacken stützen, indem Sie beide umfassen, streifen Sie mit dem Daumen über den Analbereich.

Phase 5: Vororgasmus

(drei bis fünf Minuten)

ZUNGE: Erhöhen Sie den Druck von Zahnfleisch oder Lippe an der vorderen Naht. Sorgen Sie dafür, dass Ihre Partnerin sich an Ihnen reiben kann. Konzentrieren Sie Ihre Zungenbewegungen stärker auf die Eichel, oder erhalten Sie mit der Zungenspitze starken Druck auf die Eichel aufrecht.

FINGER: Umklammern Sie weiterhin die Klitoristraube mit den Fingerspitzen. Während Sie auf diese Weise den Kontakt zur Klitoristraube in einer Lockbewegung aufrechterhalten, setzen Sie den Daumen zur Stimulation des Frenulums ein.

HAND: Sorgen Sie auch damit für Unterstützung und stimulieren den Analbereich.

Phase 6: Orgasmus

(weniger als eine Minute)

ZUNGE: Konzentrieren Sie sich darauf, Ihre Zunge auf die Klitoriseichel zu drücken. Setzen Sie das Zahnfleisch als starken Widerstand für ihre Bewegungen ein.

FINGER: Während Sie die orgasmischen Kontraktionen spüren, erhalten Sie mit der Fingerspitze den Druck auf die Klitoristraube und das Frenulum aufrecht.

HAND: Konzentrieren Sie sich darauf, in Ihrer Position zu verharren, während Ihre Partnerin eine Periode zuckender orgasmischer Kontraktionen erlebt. Benutzen Sie Ihre

Hand, um von unten gegen die Pobacken zu drücken, und richten Sie Ihre Zunge an der Klitoriseichel aus.

Anmerkung: Bei dieser Vorgehensweise konzentrieren Sie sich auf den Druck, den Sie mit Zahnfleisch und Fingerspitzen erhöhen. Entwickeln Sie ein Verständnis für das Gleichgewicht von Druck und Zungenbewegungen.

Vorgehensweise Nr. 3

Bei dieser Vorgehensweise werden komplexere Zungenbewegungen eingeführt und die Finger stärker integriert. Zusätzlich sorgen wir für mehr anale Stimulation. Dies ist ein elementares Verfahren, bei dem alle Hauptbereiche nun umfassend stimuliert werden.

Level: Fortgeschrittene

Phase 1: Der erste Kuss

(weniger als eine Minute)

ZUNGE: Knabbern Sie sich durch den ersten Kuss hindurch. Knabbern Sie zuerst an den kleinen Schamlippen, bevor Sie dasselbe an der Klitoriseichel tun.

FINGER: Umfassen Sie das Perineumgewebe während des ersten Kusses. Der Zeigefinger sollte sich innen befinden, der Daumen außen.

HAND: Unterstützen Sie die Pobacken. Massieren Sie sie mit den Fingerspitzen.

Phase 2: Rhythmus entwickeln

(drei bis fünf Minuten)

ZUNGE: Machen Sie abwechselnd senkrechte und waagrechte Zungenbewegungen. Führen Sie diagonale Bewegungen ein.

FINGER: Konzentrieren Sie einen Finger auf die Klitoristraube. Massieren Sie den Bereich hinter dem Frenulum mit dem Zeigefinger, während Sie von außen mit dem Daumen darauf drücken.

HAND: Drücken Sie mit dem Daumen leicht gegen das Perineum.

Phase 3: Spannung aufbauen

(fünf bis zehn Minuten)

ZUNGE: Pressen Sie mit dem Zahnfleisch. Führen Sie eine neue Zungenbewegung ein: »poetisches Lecken« oder überraschende Bewegungen, bei denen sich die flache, stille Zunge mit einem Angriff sanfter Bewegungen an der Eichel abwechselt.

FINGER: Führen Sie einen zweiten Finger in den Scheideneingang ein. Erhalten Sie die Umklammerung der Klitoristraube mit den Fingerspitzen aufrecht, aber heben Sie die oberen Fingerglieder an, sodass Sie an die Klitoristraube gegen die Scheidendecke drücken. Fahren Sie fort, das Frenulum mit dem Daumen zu stimulieren.

HAND: Sorgen Sie damit weiterhin für Unterstützung und drücken mit dem Daumen gegen das Perineum.

Phase 4: Eskalation

(drei bis fünf Minuten)

ZUNGE: Machen Sie wie in der vorhergehenden Phase weiter, aber erhöhen Sie den Druck mit dem Zahnfleisch. Versuchen Sie, die vordere Naht und die Spitze der Eichel mit den Zähnen zu streifen. Drücken Sie die Zähne gegen den Klitorisbereich.

FINGER: Erhalten Sie die lockende Umklammerung von zwei Hauptbereichen (Frenulum, Klitoristraube) aufrecht.

HAND: Während Sie die Pobacken mit der Hand stützen, indem Sie beide umfassen, streifen Sie mit dem Daumen über den Analbereich.

Phase 5: Vororgasmus

(drei bis fünf Minuten)

ZUNGE: Erhöhen Sie den Druck mit dem Zahnfleisch. Konzentrieren Sie sich auf Zungenbewegungen, die abwechslungsreicher und vom Rhythmus her weniger vorhersehbar sind. Führen Sie ein Element von Dissonanz in den Prozess ein.

FINGER: Während Sie in Ihrer Position verharren, massieren

Sie mit den Fingerspitzen die Klitoristraube, ohne den Kontakt zu unterbrechen.

HAND: Führen Sie die Daumenspitze in den After ein.

Phase 6: Orgasmus

(weniger als eine Minute)

ZUNGE: Üben Sie weiterhin starken Druck mit dem Zahnfleisch aus. Während Sie die orgasmischen Kontraktionen spüren, machen Sie mit der Zunge leichte Schnörkel, die dem Orgasmus das gewisse Etwas verleihen.

FINGER: Während Sie die orgasmischen Kontraktionen spüren, erhalten Sie den Druck mit der Fingerspitze an der Klitoristraube und mit dem Daumen am Frenulum aufrecht.

HAND: Konzentrieren Sie sich darauf, die Beine zusammenzuhalten, den Klitoriskontakt zu unterstützen, die Daumenspitze am After zu halten. Beachten Sie die Kontraktionen des Schließmuskels und der Beckenbodenmuskulatur.

Anmerkung: Bei dieser Vorgehensweise integrieren Sie alle wichtigen Komponenten. Die Finger der einen Hand stimulieren die Klitoristraube und das Frenulum, der Daumen der anderen Hand den After. Zusätzlich variieren Sie Ihre Zungenbewegungen und führen in den Rhythmus einen Spritzer Spontaneität ein, als neckisches und das Empfinden erhöhendes Element. Während des Orgasmus erhalten Sie nicht nur die ganze Zeit über festen Druck aufrecht, sondern »würzen« den Prozess mit leichten Schnörkelbewegungen der Zunge.

Vorgehensweise Nr. 4

Diese Technik baut auf den in Vorgehensweise Nr. 3 beschriebenen Techniken auf. Änderungen sind *kursiv* gedruckt.

Level: Fortgeschrittene

Phase 1: Der erste Kuss

(weniger als eine Minute)

ZUNGE: Knabbern Sie sich durch den ersten Kuss hindurch. Knabbern Sie zuerst an den kleinen Schamlippen, bevor Sie dasselbe an der Klitoriseichel tun. *Oder kehren Sie zu langen, langsamen Leckbewegungen zurück.*

FINGER: Umfassen Sie das Perineumgewebe während des ersten Kusses. Der Zeigefinger sollte sich innen befinden, der Daumen außen.

HAND: Unterstützen Sie die Pobacken. Massieren Sie sie mit den Fingerspitzen.

Phase 2: Rhythmus entwickeln

(drei bis fünf Minuten)

ZUNGE: Machen Sie abwechselnd senkrechte und waagrechte Zungenbewegungen. Führen Sie diagonale Bewegungen ein.

FINGER: *Setzen Sie Zeigefinger und Daumen zum Umklammern des Perineums ein: die Perineumklammer.*

HAND: *Drehen Sie Ihre Partnerin auf die Seite, und öffnen Sie ihre Beine, als mache sie einen halben Spagat.*

Phase 3: Spannung aufbauen

(fünf bis zehn Minuten)

ZUNGE: *Während Ihre Partnerin auf der Seite liegt und die Beine in einer Halbspagatposition sind, konzentrieren Sie sich auf innere Leckbewegungen. Beginnen Sie mit der Zunge innen am Frenulum, und arbeiten Sie sich von innen nach außen mit Bewegungen vor, die innen beginnen und auf der Klitoriseichel enden.*

FINGER: Führen Sie einen zweiten Finger ein, *und erhalten Sie eine feste Perineumumklammerung aufrecht.*

HAND: *Während Ihre Partnerin in der Halbspagatstellung auf einer Seite verharrt, führen Sie Ihre Daumenspitze in ihren After ein.*

Phase 4: Eskalation

(drei bis fünf Minuten)

ZUNGE: *Kehren Sie zur Standardposition zurück, und üben Sie Druck mit dem Zahnfleisch aus.* Versuchen Sie, die vordere Naht und die Spitze der Eichel mit den Zähnen zu streifen. Drücken Sie die Zähne gegen den Klitorisbereich.

FINGER: Erhalten Sie die angemessene lockende Umklammerung von Frenulum und Klitoristraube aufrecht.

HAND: Während Sie die Pobacken mit der Hand stützen, indem Sie beide umfassen, streifen Sie mit dem Daumen über den Analbereich.

Phase 5: Vororgasmus

(drei bis fünf Minuten)

ZUNGE: Erhöhen Sie den Druck mit dem Zahnfleisch. Konzentrieren Sie sich auf Zungenbewegungen, die abwechslungsreicher und vom Rhythmus her weniger vorhersehbar sind. Führen Sie ein Element von *Spontaneität* in den Prozess ein.

FINGER: *Führen Sie den dritten Finger ein, und erweitern Sie den Scheideneingang.* Während Sie in Ihrer Position verharren, massieren Sie mit den Fingerspitzen die Klitoristraube, ohne den Kontakt zu unterbrechen. *Oder setzen Sie die »Von-unten-nach-oben«-Technik ein, indem Sie Ihren Arm zwischen ihren Beinen hindurchwinden und den mittleren Finger sowie den Ringfinger einführen. Klopfen Sie mit Ihrem Zeigefinger gegen das Frenulum.*

HAND: Führen Sie die Daumenspitze in den After ein.

Phase 6: Orgasmus

(weniger als eine Minute)

ZUNGE: Üben Sie weiterhin starken Druck mit dem Zahnfleisch aus. Während Sie die orgasmischen Kontraktionen spüren, machen Sie mit der Zunge leichte Schnörkel, die dem Orgasmus das gewisse Etwas verleihen.

FINGER: Während Sie die orgasmischen Kontraktionen spüren, erhalten Sie den Druck mit der Fingerspitze an der Klitoristraube und mit dem Daumen am Frenulum aufrecht. *Wenn Sie die »Von-unten-nach-oben«-Technik einsetzen, erhöhen Sie den Druck Ihres Zeigefingers, während Sie gegen das Frenulum klopfen.*

HAND: Konzentrieren Sie sich darauf, die Beine zusammenzuhalten, den Klitoriskontakt zu unterstützen und die Daumenspitze am After zu halten. *Massieren Sie den After, während Ihre Partnerin den Orgasmus erlebt, und entfernen Sie den Daumen langsam während der Kontraktionen.*

Anmerkung: Bei dieser Vorgehensweise haben wir die Position Ihrer Partnerin in der Phase zum »Aufbau von Spannung« variiert, sodass wir den Bereich der Klitoristraube lecken konnten. Wir sind zum elementaren Verfahren zurückgekehrt, haben jedoch einen dritten Finger eingeführt und zudem eine »Von-unten-nach-oben«-Alternative zur lockenden Umklammerung vorgeschlagen. Zusätzlich haben wir den Analbereich massiert, während sie ihren Orgasmus erlebte.

So machen es Könner

Wenn Sie das elementare Verfahren der Phase für Fortgeschrittene sowie die Änderungen von Vorgehensweise Nr. 4 gemeistert haben, ist es an der Zeit zu improvisieren, eigene, neue Varianten zu entwickeln, neue Techniken zu entdecken und innovative Ansätze zu verfolgen, für die ein hohes Maß an Können und Bewusstsein erforderlich ist.

Vorgehensweise Nr. 5: Neckerei

Diese Vorgehensweise konzentriert sich fast ausschließlich auf Zungenbewegungen und die Stimulierung der sichtbaren Teile des Klitorisnetzwerks – kurz gesagt: keine Fingerarbeit. Außerdem sollten die Zungenbewegungen an der Oberfläche der Vulva so leicht und sanft wie möglich ausgeführt werden. Auf diese Weise wird der Orgasmus Ihrer Partnerin auf neckische Weise *ganz langsam* hervorgelockt, und wenn es so weit ist, wird er klar und leicht sein, ohne die Schwere, die sich einstellt, wenn die inneren Teile der Klitoris zusätzlich von Hand stimuliert werden.

- Im ganzen Verlauf führen Sie keinen Finger in den Scheideneingang ein. Benützen Sie Ihre Hände, um die Position Ihrer Partnerin und den Winkel ihrer Vulva in Bezug auf Ihre Zunge zu variieren.
- Schieben Sie ihre Beine mit beiden Händen nach oben, und stützen Sie ihren Po, oder heben Sie nur eines ihrer Beine an; bringen Sie Ihre Partnerin auf der Seite liegend in eine Halbspagatposition, und setzen Sie Ihre Zunge ein, um das Innere ihrer Scheidendecke und die Klitoristraube zu berühren.

- Doch im Allgemeinen widmen Sie sich eher der Oberfläche. Führen Sie nur ansatzweise Leckbewegungen aus, *ohne* tatsächlich zu lecken, und streifen Sie dann leicht über die Klitoriseichel.
- Setzen Sie die Daumen ein, um die äußeren Schamlippen zu öffnen und die Klitoriseichel samt Vorhaut ganz zu offenbaren, und gleiten Sie dann mit der Zunge über diesen Bereich.
- Diese Methode ist unerträglich verlockend für sie. Wechseln Sie ab zwischen leichten Zungenbewegungen und der Methode der stillen, flachen Zunge, an der sich Ihre Partnerin reiben kann, aber bieten Sie ihr nicht die Reibung oder den Widerstand, der im Allgemeinen das Ergebnis von Druck mit den Fingern und dem Zahnfleisch ist.
- Wenn Ihre Partnerin die Vororgasmusphase erlebt (und das kann eine Weile dauern), führen Sie ihre Beine so eng wie möglich zusammen, wobei Sie noch immer Zugang zu Ihrer Vulva haben, und platzieren Ihre Hand unter ihrem Po.
- Mit der freien Hand drücken Sie auf ihren Venushügel und verengen auf diese Weise den Scheideneingang. Fahren Sie mit leichten Zungenbewegungen an der Klitoriseichel fort, bis sie kommt.

Vorgehensweise Nr. 6: Das Tao des Cunnilingus

Im Allgemeinen sind taoistische Sexualpraktiken für den genitalen Verkehr ausgelegt und betonen einige Grundsätze: das Aufschieben der männlichen Befriedigung und die Bedeutung der weiblichen Befriedigung, die Regulierung und Konservierung der männlichen Ejakulation (der Mann kommt beim Sex nicht jedes Mal zum Orgasmus) und das Verständnis, dass ein Orgasmus nicht dasselbe ist wie Ejakulation. Dieser letzte Punkt ist für Männer relevant, um zu erkennen, wann sie kurz vor dem Orgasmus stehen. (Wenn es um den »multiplen Orgasmus« des Mannes und »die ganze Nacht ohne Unterbrechung durchhalten« geht, ist damit im Allgemeinen gemeint, dass der Betreffende wiederholt kurz vor dem Orgasmus steht und sich dann zurückzieht, statt wiederholt zu ejakulieren.)

Da Frauen die echte Kapazität zum Erleben mehrerer Orgasmen haben, sind die Unterscheidung zwischen der Vororgasmus- und der Orgasmusphase sowie der Rückzug, kurz bevor es so weit ist, weniger wichtig. Sie können jedoch die Orgasmuserfahrung Ihrer Partnerin erhöhen, indem Sie die Vororgasmusphase in die Länge ziehen. (Sie sollten allerdings Zutrauen in Ihre Fähigkeit haben, sie zum Orgasmus zu bringen, bevor Sie sich auf das Hinauszögern des Ablaufs konzentrieren.) Beim Tao des Cunnilingus konzentriert sich der Mann darauf, die Frau möglichst lange in der Vororgasmusphase zu halten und sie nah an die orgasmischen Kontraktionen heranzuführen, ohne dass diese ausgelöst werden.

- Bevor Ihre Partnerin in die Vororgasmusphase eintritt, könnten Sie leichte Fesselung in Betracht ziehen. Obwohl dies keinesfalls erforderlich ist, sorgt dieses Element mit Sicherheit für etwas Spaß und Aufregung und passt insgesamt gut zu der hier beschriebenen Vorgehensweise.
- Wenn Sie erkennen, dass Ihre Partnerin in die Vororgasmusphase eingetreten ist und kurz vor den Orgasmuskontraktionen steht, reduzieren Sie den Druck auf ihre Klitoris und werden langsamer; stellen Sie Ihre Zungenbewegungen ganz ein.
- Heben Sie Ihren Mund drei bis fünf Sekunden ganz von ihrer Vulva ab, und wenden Sie sich ihr dann wieder mit festem Druck zu.
- Sie können die lockende Umklammerung der Klitoristraube aufrechterhalten, aber den Druck reduzieren.
- Nach der Unterbrechung der Zungenbewegungen bringen Sie Ihre Partnerin wieder bis kurz vor den Orgasmus und reduzieren den Druck dann erneut. Führen Sie sie so nah wie möglich an die Orgasmuskontraktionen heran, bevor Sie sich zurückziehen. (Sie können bei Ihrer Partnerin sogar die ersten Kontraktionen auslösen und sich dann zurückziehen. Sie wird ihren Orgasmus dabei nicht verlieren, aber er kann aus ihr heraus explodieren, wenn Sie ein paar Sekunden später mit Ihren Zungenbewegungen fortfahren.)
- Wenn Sie bereit sind, sie kommen zu lassen, wenden Sie

Position mit einem Bein oben

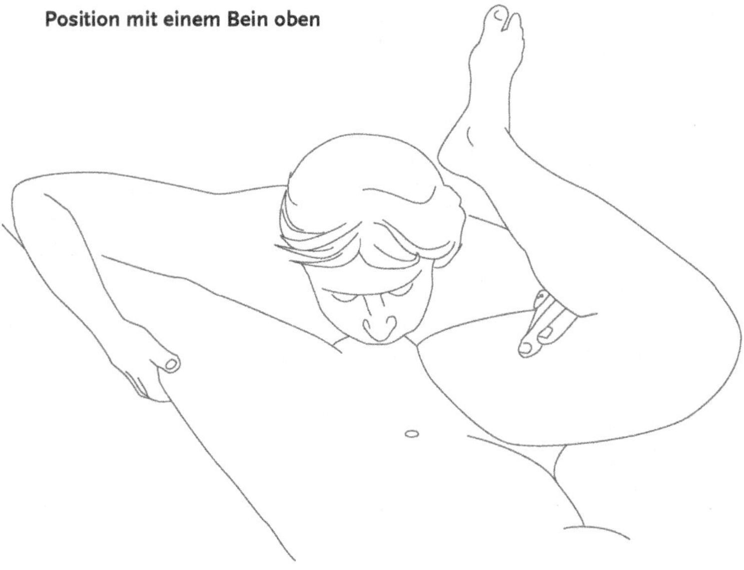

starken, festen Druck mit dem Zahnfleisch, kräftige Zungenbewegungen und die lockende Umklammerung an.

- Zusätzlich können Sie auch sich selbst einigen Spaß bereiten, indem Sie sich fast bis zum Orgasmus bringen, wobei Sie sich am Bein Ihrer Partnerin reiben und sich dann umgehend zurückziehen. (Hinweis: Dies ist auch eine hervorragende Möglichkeit, Durchhaltevermögen und Disziplin zu entwickeln, wenn Sie unter vorzeitiger Ejakulation leiden. Wenn Sie sich an ihrem Bein reiben, haben Sie mehr Kontrolle über den Prozess und können sich fast bis zum Orgasmus bringen, ohne tatsächlich zu ejakulieren.)

Schlussfolgerung

In der Filmversion des Romans *Die unerträgliche Leichtigkeit des Seins* von Milan Kundera gibt es eine ergreifende Szene. Tomas und Teresa, ein junges Ehepaar, leben in Prag. Es ist die Zeit zu Beginn der tyrannischen sowjetischen Besetzung in den sechziger Jahren. Tomas war immer ein eifriger Schürzenjäger und kann selbst als Ehemann seine erotischen Abenteuer mit anderen Frauen nicht aufgeben. Er fühlt sich frei und ist leichtlebig, aber seine Ehe ist seicht und leer. Teresa ist durch die Schwere ihrer Liebe zu Tomas wie in einem Gefängnis eingesperrt und wird von seiner »Leichtigkeit« gequält.

Das Paar nutzt eine Gelegenheit, nach Genf zu emigrieren, in dem Glauben, dass dies ein Neuanfang für sie sein könnte, doch sehr zu Teresas Enttäuschung führt Tomas sein Leben als feuriger Schürzenjäger fort. Eines Tages, als Teresa es nicht mehr ertragen kann, verlässt sie ihn impulsiv und kehrt allein in das dem Untergang geweihte Prag zurück.

Erst als sie ihn verlassen hat, erkennt Tomas, dass sein Leben ohne Teresa leer ist, und er trifft eine schwere Entscheidung – nach Prag zurückzukehren, wo er in fortwährender Armut leben wird, nie wieder als Chirurg arbeiten kann, nie wieder Rede- oder Wahlfreiheit erleben kann. Kurz gesagt – er akzeptiert die dem Leben innewohnende Schwere.

Wir folgen Tomas, als er die Grenze zur Tschechoslowakei überquert. Wir sehen, wie er dem Grenzbeamten für immer seinen Pass übergibt.

Wieder in Prag, kehrt Tomas in seine alte, dunkle, schäbige Wohnung zurück, in der Teresa schlafend im Bett liegt. Sie wacht auf und traut ihren Augen nicht. Sie umarmen sich mit Tränen in den Augen, und in dieser Nacht lieben sie sich zum ersten Mal. Natürlich hatten sie unzählige Male Sex, aber dies ist das erste Mal, dass sie sich wirklich lieben; ihre Bindung hat endlich ein heiliges Element, geboren aus Tomas' Opfer, bei ihr sein zu können, vollzogen in der Schwere ihrer wahren Liebe füreinander.

Wie Kundera erklärt, ist der Titel *Die unerträgliche Leichtigkeit des Seins* auf eine Meditation über die Philosophie von Nietzsche zurückzuführen, der schrieb, dass wir jeden Augenblick unseres Lebens so leben sollten, als ob wir dazu verurteilt seien, ihn stets für alle Zeiten und in alle Ewigkeit zu wiederholen. Wir sollten jeden Augenblick so leben, als ob wir ein ewiges, unveränderbares Kunstwerk schaffen würden.

Leichter gesagt als getan. Wir können nicht jeden Augenblick so leben, als sei er ewig und unauslöschbar; das ist viel zu schwer und würde das Leben unerträglich schwer machen. Daher versuchen wir stattdessen zu entfliehen und mit einem Gefühl der Leichtigkeit zu leben. Wir verschieben unsere Ziele, wir verfallen in einen Trott, wir lenken uns mit Trivialitäten ab, aber tief in unserem Inneren wissen wir, dass wir das Leben entsprechend unserem Potenzial umfassender leben können. Die Leichtigkeit wird durch ein Gefühl der Schwere untergraben – daher die unerträgliche Leichtigkeit des Seins.

Trotz all seiner sexuellen Abenteuer und unzähligen Geliebten braucht Tomas Jahre, bevor er schließlich in der Lage ist zu lieben. Dies gelingt ihm nur, indem er der Leichtigkeit bedeutungsloser Affären den Rücken zukehrt und die Schwere einer festen Beziehung akzeptiert.

Wir können wahrscheinlich nicht jeden Augenblick so leben, als ob wir ihn in alle Ewigkeit wiederholen würden, aber wir können auf diese Weise lieben. Wir können unsere Geliebte küssen und wissen, dass dieser Kuss wie ein Kieselstein, der in einen stillen See geworfen wird, für alle Ewigkeit kleine Wellen schlägt und sich wellenartig fortpflanzt. Wie Tomas, der in Teresas Umarmung zurückkehrt, können wir total und unauslöschlich lieben, mit all der Schwere und Substanz unseres Wesens. George Bernard Shaw schrieb hierzu: »Als du mich liebtest, gab ich dir die ganze Sonne und die Sterne zum Spielen. Ich gab dir die Ewigkeit in einem einzigen Augenblick, die Macht der Berge in einer Umklammerung deiner Arme und den Inhalt aller Meere in einem Impuls deiner Seele.«

Wenn sie zuerst kommt, kommt sie für alle Zeit.

Anhang

Manuelle Stimulation beim Vorspiel

Vorschlag: Legen Sie sich nebeneinander flach auf den Rücken; lassen Sie Ihren Arm auf dem Bauch Ihrer Partnerin ruhen. So sind Sie in der idealen Position, sie geschickt über einen längeren Zeitraum hinweg mit den Fingern zu stimulieren, ohne müde zu werden, da Ihr Arm in einer Ruheposition ist und Ihr Handgelenk von ihrem Beckenknochen gestützt wird. Diese Position sorgt auch dafür, dass Sie sich auf die richtige Art manueller Stimulation konzentrieren können: sanft, rhythmisch, nicht enden wollend, im Gegensatz zur falschen Vorgehensweise – eindringend, derb, innerlich (kurz gesagt: »Fingerficken«).

Bei der manuellen Stimulation gibt es drei grundsätzliche Schritte:

Erstens: Während Sie nebeneinander liegen – der Ansatz Ihrer Handfläche befindet sich auf dem Venushügel, Ihre Finger ruhen locker auf der Vulva –, nehmen Sie einen einzelnen Finger (den Zeige- oder Mittelfinger), um sanft mit Ihrer Forschungsreise zu beginnen: Fahren Sie um den Rand der äußeren und inneren Schamlippen herum, liebkosen Sie die Innenseiten der Oberschenkel mit Ihren Fingerspitzen, streicheln Sie den Scheideneingang mit einer sanften Lockbe-

Manuelle Stimulation Nr. 1

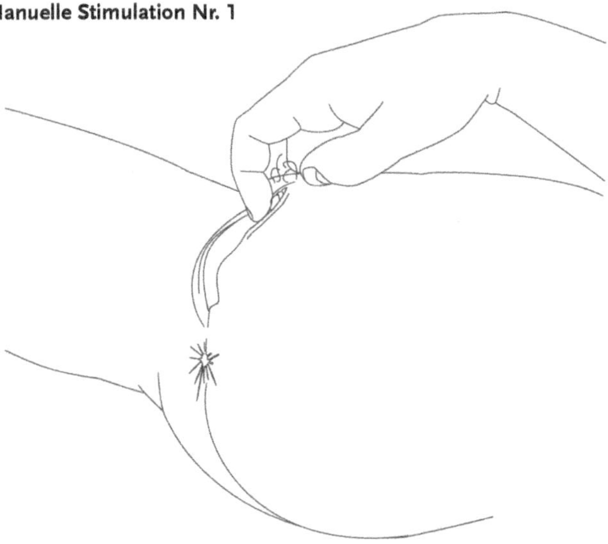

wegung (tatsächlich ist es aber nur das Spiegelbild dieser Bewegung, da Ihre Handfläche nach unten zeigt), so als würden Sie über die Oberfläche eines Teiches gleiten oder eine Katze in dem Bereich direkt oberhalb ihrer Nase zwischen den Augen leicht streicheln.

Dann stimulieren Sie sanft die Spitze der Klitoriseichel in rhythmischen Kreisen mit einer einzelnen Fingerspitze.

Als Nächstes setzen Sie wie beim Streicheln einer Katze wieder kurze Lockbewegungen ein, um sich der Klitoriseichel von unten (dem als Frenulum bezeichneten Bereich) zu nähern, wobei Sie ganz leicht über den Scheideneingang streifen.

Manuelle Stimulation Nr. 2

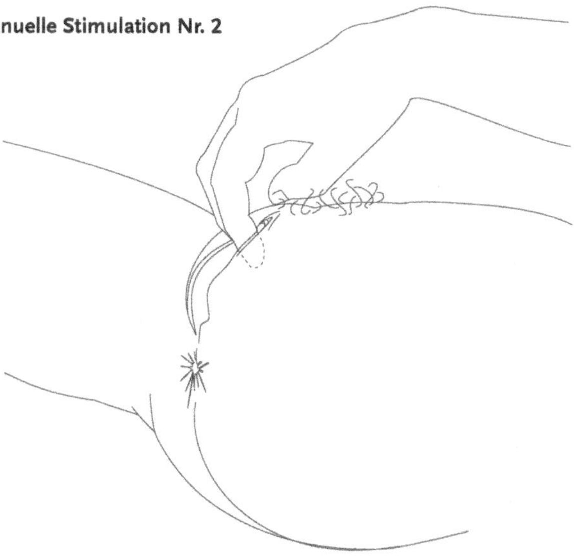

Dann setzen Sie die Stimulation von dem Bereich direkt über der Eichel aus, wo die äußeren Schamlippen aufeinander treffen (die vordere Naht), fort und fahren in einer nach unten gerichteten Bewegung mit der weichen Oberfläche Ihres Fingernagels und der Fingerspitze leicht über die Eichel.

Jetzt setzen Sie zwei Finger ein, um die Eichel von beiden Seiten zu drücken.

Als Nächstes nehmen Sie diese beiden Finger und führen sie in den Scheideneingang ein. Drücken Sie die Fingerspitzen an die Scheidendecke und greifen nach dem Beckenknochen. In dieser Position liegen die Finger über der Klitoriseichel. Massieren Sie den Bereich direkt hinter der Eichel, wo

Manuelle Stimulation Nr. 3

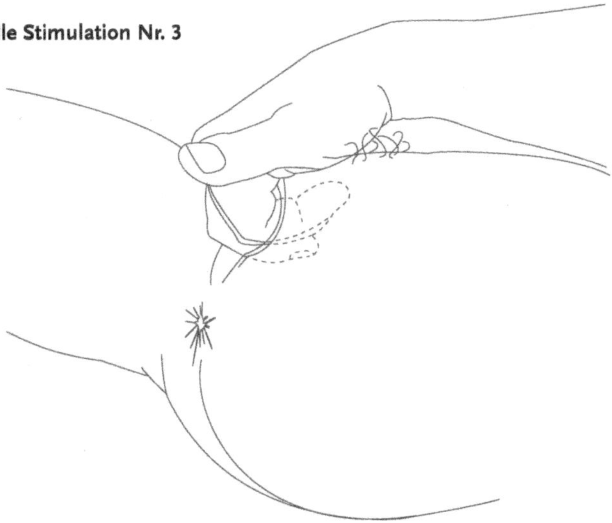

sich mehrere empfindliche Nervenenden kreuzen. Im Gegensatz zu der leichten manuellen Stimulation der vorherigen Bewegungen sorgt diese Technik für festeren, ruhigeren Druck. Abhängig vom Erregungsniveau Ihrer Partnerin spüren Sie möglicherweise, wie die Klitorismanschette um den Scheideneingang herum anschwillt und leicht Ihre Finger umklammert.

Sie könnten einen dritten Finger einführen, solange Sie langsam darauf hinarbeiten.

Jetzt führen Sie in dieser Position – sei es mit zwei oder mit drei Fingern – kleine, schnelle Bewegungen von links nach rechts aus, wobei Sie sowohl die Klitoristraube als auch die Eichel massieren.

Manuelle Stimulation Nr. 4

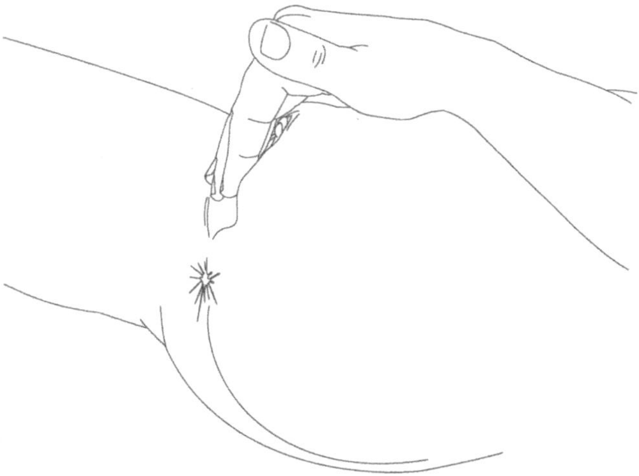

Jetzt entfernen Sie Ihre Finger und drücken mit der flachen Handfläche auf die Vulva, wobei Sie diese ganz umfassen. Ihre Hand sollte fest wie eine Wand sein, gegen die Ihre Partnerin drücken kann – dabei wird die Mehrzahl der Nervenenden im Bereich der Vulva stimuliert, speziell jene in den Schamlippen, die oft vernachlässigt werden. Überlassen Sie Ihrer Partnerin das Drücken. Oft begehen Männer sowohl bei der manuellen als auch der oralen Stimulation den Fehler zu glauben, dass sie die Führung übernehmen und für den Großteil der Stimulation sorgen müssen – daher all das Lamentieren über ermüdete Zungen oder überarbeitete Handgelenke. Wenn Sie je diese Müdigkeit erleben, arbeiten Sie wahrscheinlich schwer, aber nicht unbedingt gut. Meistens reicht es, stetigen Widerstand und Druck zu bieten – sei es mit der Zungenspitze oder der flachen Handfläche.

Während Sie neben Ihrer Partnerin liegen, wechseln Sie regelmäßig zwischen diesen drei Arten der Stimulation ab und verlassen sich auf Ihren Instinkt, wenn es darum geht, die Position zu ändern.

Oder Sie könnten Ihre Methode variieren und Ihre Partnerin bitten, sich auf den Bauch zu drehen. Setzen Sie Ihre Finger von oben ein, indem Sie den Daumen in den Scheideneingang einführen und damit rhythmisch die Klitoristraube massieren, während Zeige- und Mittelfinger die Eichel stimulieren.

Unabhängig davon, wie Sie vorgehen: Sie sollten nichts überstürzen und ihr Zeit lassen, langsam sexuelle Spannung aufzubauen, die schließlich beim Orgasmus freigesetzt wird – vielleicht schon früher als Sie denken. Was die manuelle Stimulation betrifft, spielt es keine Rolle, ob Sie Holzfäller oder Geschäftsmann sind – unabhängig vom Beruf brauchen wir alle starke »Arbeitshände«.

Einige Hinweise zum Einsatz von Fesselung

Fesselung, so wie sie in diesem Buch vorgestellt wird, beinhaltet *keinerlei* Schmerz oder Gefahr, sondern fördert Vertrauen und sorgt für mehr Nervenkitzel.

Verwenden Sie sanftes Fesselmaterial, also Krawatten, Schals oder Schleifenband, oder kaufen Sie Bänder aus Klettband für die Hand- und Fußgelenke, die es speziell für Spiele gibt.

Versuchen Sie, die Hände Ihrer Partnerin getrennt (vielleicht an den Bettpfosten) zu fesseln, ansonsten fesseln Sie sie aneinander. Wenn Sie sie zusammenbinden, tun Sie dies über ihrem Kopf und nicht hinter ihrem Rücken (schließlich wollen Sie Ihrer Partnerin kein Unbehagen bereiten oder die Blutzufuhr abschneiden).

Beim Fesseln der Beine sollten Sie nicht den Fehler begehen und sie weit öffnen und einzeln fesseln (das klassische Bild – die Arme und Beine der Frau sind stark gestreckt und an die vier Bettpfosten gefesselt). Stattdessen binden Sie ihre Beine an den Fußgelenken zusammen, sodass Ihre Partnerin noch mehrere Körperstellungen einnehmen kann.

Vorsicht!

- Beim Fesseln – sei es von Mann oder Frau – fesseln Sie *nie* irgendeinen Bereich des Halses.
- Verdecken Sie nicht das Gesicht Ihrer Partnerin, und tun Sie nichts, das sie daran hindern könnte, richtig zu atmen. Manche Menschen lassen sich gerne fesseln und knebeln, doch Letzteres lässt sich leicht auf eine Art und Weise erzielen, die die Atmung nicht behindert (beispielsweise durch das Binden eines dünnen Stoffstücks *um* Kopf und Mund herum, statt irgendetwas in ihren Mund zu stopfen).
- Wenn Ihre Partnerin völlig hilflos ist und sich nicht selbst befreien kann, lassen Sie sie nie allein, auch nicht für wenige Augenblicke.
- Fesseln Sie sie nicht über einen längeren Zeitraum hinweg.
- Reagieren Sie auch auf das nur kleinste Anzeichen, dass sie sich unwohl fühlen könnte, und passen Sie Ihr Verhalten entsprechend an. Manchmal kann ihr Protest Teil des Rollenspiels sein, und Sie sollten ein eindeutiges Signal vereinbaren – ein Wort oder einen Satz –, um diese Erfahrung gegebenenfalls zu unterbrechen und zu einem Ende zu bringen.

Abänderungen der Standardposition

Wenn Sie mit sexueller Dysfunktion zu kämpfen haben: Es gibt zwei Variationen der Standardposition, die schon für sich allein angenehm sind, zudem noch als Hilfsmittel für jene Männer dienen, die unter einer sexuellen Dysfunktion, speziell vorzeitiger Ejakulation oder erektiler Dysfunktion (auch als Impotenz bezeichnet), leiden.

Im ersteren Fall sollte man sich vor Augen führen, dass Cunnilingus eine äußerst erotische Aktivität ist, und obwohl sie nicht unbedingt so intensiv zum »Abfeuern« wie die genitale Penetration führt, kann es durchaus zur vorzeitigen Ejakulation kommen, besonders, wenn die Partnerin auf den Höhepunkt zugeht.

Wenn Sie mit vorzeitiger Ejakulation zu kämpfen haben, sollte Ihre Partnerin mehr Richtung Fußende des Betts liegen, sodass ihre Beine vom Bett herabhängen und ihre Vulva sich auf Höhe des unteren Endes des Betts befindet. Legen Sie ein Kissen auf den Boden, und knien Sie sich vor Ihrer Partnerin hin (sie kann ihre Beine auch auf Ihre Schultern legen). In dieser Position können Sie wirkungsvoll eine ganze Reihe von oralen Techniken ausüben, während gleichzeitig Körperkontakt und Reibung an Ihrem Körper, die eine Ejakulation auslösen könnte, vermieden wird.

Was die erektile Dysfunktion betrifft, beklagen sich manche Männer, dass sie nicht in der Lage sind, erregt zu bleiben, oder dass sie ihre Erektion beim Cunnilingus verlieren. Falls dies ein Problem ist, nehmen Sie die zu Beginn dieses Kapitels beschriebene Hauptposition mit einer leichten Abwandlung ein: Statt Stellung zwischen den Beinen Ihrer Partnerin zu beziehen, legen Sie ein Bein über eines Ihrer Partnerin, sodass Ihr Penis an ihrem Bein ruht.

Sie können auch etwas Massageöl auftragen und sich während der sexuellen Begegnung leicht an ihrem Bein reiben. Auf diese Weise erhalten Sie den Kontakt zu ihrem Körper aufrecht, und Sie dürften ausreichend erregt bleiben. In dem Kapitel »Einführung in das Hauptspiel« (ab Seite 139) finden Sie unter *Penetration* eine Technik, bei der genitale Stoßbewegungen mit Cunnilingus durchsetzt werden, was zur Aufrechterhaltung einer Erektion beitragen kann.

Der geschützte Kuss, Teil 1

In Kapitel »Richtig essen« (ab Seite 109) haben wir über die Bedeutung von Safer Sex und Latex gesprochen. Jetzt ist es an der Zeit, das Zubehör hervorzuholen. Wenn Sie Ihre Partnerin mit der Hand bereits während des Vorspiels stimuliert haben und die entsprechenden Vorsichtsmaßnahmen treffen, wissen Sie, dass Sie Latexhandschuhe tragen sollten, vielleicht eine Sorte, die Sie speziell für diese Gelegenheit aus einem Sexkatalog gekauft haben. Sie sind in verschiedenen Farben und Strukturen erhältlich (manche sind leicht gepudert oder mit Gleitmittel versehen) und fühlen sich weniger medizinisch an als die normal erhältlichen.

- Jetzt ist die Zeit für den Dental Dam gekommen. Zuerst sollten Sie dafür sorgen, dass Sie einen ungebrauchten, sauberen vorrätig haben. (Sie werden nach Gebrauch weggeworfen und werden im Zwölferpack verkauft, sodass dies kein Problem sein sollte.) Sie sind auch für das Analspiel gedacht, und Sie sollten darauf achten, dass der Dental Dam, den Sie für die Vulva verwenden, nicht mit dem Analbereich in Kontakt kommt. Der After kann nämlich Bakterien enthalten, die nicht mit der Vulva in Berührung kommen sollten.

- Tragen Sie ein paar Tropfen eines Gleitmittels auf *Wasserbasis* auf die Vulva auf (Öl und Latex vertragen sich nicht gut), und legen Sie die Barriere auf den gesamten Bereich auf, wobei der Scheideneingang abgedeckt wird. Wenn Sie einen Dental Dam verwenden, wird Ihre Partnerin nicht die unmittelbare Feuchtigkeit Ihrer Zunge spüren können. Stattdessen reagiert sie auf die Übertragung von Vibrationen und auf Empfindungen durch den Latex hindurch. Fast alle in diesem Buch beschriebenen Zungentechniken können auch bei einer Latexbarriere eingesetzt werden, aber es mag nötig sein, sie leicht anzupassen und sich auf tiefer gehende, intensivere Versionen zu konzentrieren, da ganz leichte Bewegungen möglicherweise nicht gut übertragen werden.
- Bei der Verwendung eines Dental Dam sollten Sie Ihre Zunge als aktive Kraft zum Ausüben von Druck betrachten und auch Zahnfleisch und Zähne mit einbeziehen. Was den ersten Kuss betrifft, sollten Sie das bereits beschriebene Eiskremlecken anwenden, aber wenn Sie die Klitoriseichel erreichen, drücken Sie leicht die flache Oberfläche Ihrer Vorderzähne dagegen, statt leicht mit der Zunge darüberzufahren.

Es wäre eine Lüge zu behaupten, dass bei der Verwendung eines Dental Dam Ihre Fähigkeiten als Cunnilinguist nicht beeinträchtigt würden – Sie haben ein Handicap von etwa 30 bis 40 Prozent. Es ist schwierig, die Nichtverfügbarkeit einer nassen, unbehinderten Zunge und das Fehlen elektrifizierender

Empfindungen, die sie bei leisester Berührung vermitteln kann, wettzumachen.

Es ist jedoch keineswegs unmöglich. Sie müssen innerhalb neuer Grenzen arbeiten und Ihr Handicap mit Kreativität und Ausdauer kompensieren. Akzeptieren Sie Ihre Grenzen von Anfang an, sodass Sie sie durch andere befriedigende Aktionen ausgleichen können.

Statt den Dental Dam als Barriere gegenüber Empfindungen zu betrachten, setzen Sie ihn als ein neues Instrument ein, das Lust ermöglicht.

Dental Dam

Frage: »Was oralen Sex und Dental Dams betrifft – warum sollte man sich damit abgeben? Warum nicht einfach nur manuell stimulieren und dann zur genitalen Penetration übergehen?«

Antwort: Weil sie selbst mit einem Dental Dam ziemlich viel Vergnügen beim oralen Sex erleben kann. Außerdem gibt es Dinge, die Sie durch die Kombination von Zunge, Zähnen, Zahnfleisch und Lippen erzielen können und die sich mit den Händen oder dem Penis nicht einfach erreichen lassen. *Die Hauptbarriere für Vergnügen bei der Verwendung von Dental Dams ist nicht körperlicher, sondern mentaler Art.*

- Streifen Sie mit dem Rand des Dental Dam leicht über die Klitoriseichel.
- Oder führen Sie ein Ende des Dental Dam in die Scheide ein, und drücken Sie nach oben gegen die Klitoristraube, während Sie das verbleibende Stück oben um den Klitorisbereich wickeln. Setzen Sie beide Hände ein, um die Klitoris wie eine kostbare Perle zu »polieren«.

Cunnilingus ist so viel mehr als nur der einfache Einsatz der Zunge: Da ist der rhythmische Druck, den Sie mit Zähnen, Zahnfleisch und Lippen anwenden können; da ist die Kombination aus oraler und manueller Stimulation, die Sie Ihrer Partnerin in Hülle und Fülle zukommen lassen können; da ist die Konzentration und Aufmerksamkeit, mit der Sie sich dem sexuellen Reaktionsprozess Ihrer Partnerin widmen können; und schließlich ist da die *vollständige* Erfahrung der Begegnung – die körperliche, mentale und emotionale Ganzheit, die so viel mehr ist als die Summe der einzelnen Teile. Nur weil einer Ihrer Akteure zum Teil im Zaum gehalten wird, bedeutet dies nicht, dass Sie nicht doch eine tolle Show geben können.

Der geschützte Kuss, Teil 2

Frage: »Ich habe zurzeit Dates mit verschiedenen Frauen, sodass man wohl sagen könnte, dass ich nicht monogam bin, zumindest nicht im Augenblick. Ich bin an einem Punkt in meinem Leben, wo ich meinen Spaß haben will, was aber nicht heißt, dass der Spaß nicht sicher sein soll. Daher verwende ich eine Latexbarriere, wenn ich eine Frau oral befriedige. Das Komplizierte dabei ist, die Barriere an Ort und Stelle zu halten, wenn ich versuche, meine Finger in ihrer Scheide einzusetzen. Es wäre ideal, vier Hände zu haben – zwei, um den Latex festzuhalten, und zwei weitere, um die Partnerin mit den Fingern zu berühren. Irgendwelche Ratschläge?« (Chad, 34)

Antwort: Das hier angesprochene Problem in Bezug auf Latexbarrieren – sie an Ort und Stelle zu halten und nicht in der Lage zu sein, die Finger zur manuellen Stimulation einzusetzen – ist wahrscheinlich – neben der reduzierten Empfindung – das gewichtigste Gegenargument, das man in diesem Zusammenhang immer wieder hört.

Manche Leute haben recht originelle Ideen, um die Barriere an Ort und Stelle zu halten. Zu diesen Innovationen gehören etwa: die Verwendung von Dental Dams in Verbindung mit eng sitzenden Slips ohne Schritt, das Tragen von elastischen Strapsen um die Oberschenkel und deren Befestigung an den Ecken des Dental Dam. Ich habe sogar von Leuten gehört, die einen Slip aus Frischhaltefolie herstellen. Ich werde auf diese verschiedenen Vorrichtungen hier nicht weiter eingehen (lassen Sie Ihrer Phantasie freien Lauf), denn sie sind nicht gerade der letzte Schrei, und sie erscheinen mir als ziemlich albern.

Manchmal hilft es, wenn die Partnerin den Dental Dam an Ort und Stelle hält, während Sie Ihre Zunge einsetzen, aber die beste Lösung besteht wahrscheinlich darin, sich daran zu gewöhnen, die Barriere mit einer Hand festzuhalten, während Sie die freie Hand zur manuellen Stimulation benutzen. Ich weiß, dass dies Ihr Problem nicht löst, und daher schlage ich vor, dass Sie dieser Herausforderung auf neue Art begegnen: Statt sich auf die »Befreiung« Ihrer Hände zu konzentrieren, achten Sie besser darauf, wie Sie die Klitoristraube am besten stimulieren können, während Sie beide Hände dazu benutzen, um die Barriere an Ort und Stelle zu halten.

- Beginnen Sie mit einem Dildo (einer weichen Nachbildung des männlichen Penis aus Kunststoff in verschiedenen Größen und Strukturen); kaufen Sie einen mit einer dicken, sich verjüngenden Spitze (mit einem Durchmesser von mindestens fünf Zentimetern), der gut in den Scheideneingang passt.
- Führen Sie die Spitze des Dildos (etwa die ersten fünf Zentimeter) in den Scheideneingang ein. Er sollte ihn ausfül-

len, ohne dass es unbequem ist, und den Frenulumbereich erweitern, wie dies beim Geschlechtsverkehr der Fall wäre. Wichtig ist, dass der Dildo sicher in ihrem Inneren bleibt, ohne dass dazu die Hilfe Ihrer Hände erforderlich ist.

- Halten Sie den Dental Dam an Ort und Stelle fest, und setzen Sie Ihre Daumen zur Massage des Frenulums ein, während Sie Zungenbewegungen an der Klitoriseichel ausführen.
- Machen Sie zarte Zungenbewegungen an der Klitoriseichel; die Klitorismanschette sollte sich um den Dildo herum zusammenziehen, speziell wenn Sie diesen eingeführt haben, nachdem sich starke sexuelle Spannung aufgebaut hat.
- Sie können auch einen Vibrator in Standardgröße verwenden und diesen langsam fast vollständig in ihren Scheideneingang einführen. Nur der untere Bereich und drei bis fünf Zentimeter des Schafts sollten noch herausschauen. Stellen Sie ihn auf leichte Vibration ein. Sie werden feststellen, dass Sie beim Festhalten des Dental Dam in der Lage sein sollten, mit dem Kinn oder einem Handgelenk auf den unteren Bereich des Vibrators zu drücken und Ihre Partnerin sanft zu massieren.

Wenn Sie und Ihre Partnerin(nen) es ernst mit Cunnilingus meinen (und zusätzlich über Sinn für Humor verfügen), sollten Sie eine Vorrichtung kaufen, die als »Accommodator« bezeichnet wird. Dabei handelt es sich um einen Dildo zum

Umschnallen, der an die Kinnspitze passt und mit elastischen Kopfbändern befestigt wird. Wenn Sie diese Vorrichtung tragen, sieht es aus, als ob Ihnen ein Penis aus dem Gesicht wüchse, was für Heiterkeit sorgen sollte. Doch das Gerät kann gute Dienste leisten, da Sie es leicht manipulieren und gleichzeitig Ihre Zungenbewegungen ausführen können. Der »Accommodator« ist in Deutschland bisher nur über amerikanische Online-Shops erhältlich.

Der scharlachrote Kuss

Sie *müssen* oralen Sex nicht vermeiden, wenn Ihre Partnerin menstruiert, aber vielleicht sind Sie dieser Praktik dann eher abgeneigt. Im Allgemeinen sind sowohl Männer als auch Frauen beim Cunnilingus in Bezug auf Dinge wie Geschmack, Geruch und Hygiene sehr empfindlich, und diese Empfindlichkeit verstärkt sich noch, wenn die Frau ihre Periode erlebt. Doch dank der Erfindung des einfachen Tampons können Sie sie 365 Tage im Jahr oral befriedigen (vorausgesetzt, dass sie dazu bereit ist, denn manche Frauen erleben eine merkliche Abnahme der sexuellen Lust während der Menstruation, während es bei anderen wiederum umgekehrt ist und sie eine gesteigerte Lust verspüren. Es hängt ganz von ihrer einzigartigen Chemie ab).

- Vor dem Vorspiel sollte sie einen neuen Tampon einführen und den Vulvabereich mit einem Waschlappen reinigen.

Jetzt kann es losgehen, und Sie können die meisten in diesem Buch erörterten Zungentechniken einsetzen.

- Wie immer sollten Sie sich auf sanfte, leichte Bewegungen und die Anwendung von rhythmischem, konsequentem Druck konzentrieren.

- Es ist sinnvoll, den Rückholfaden nach unten zu ziehen, sodass er nicht im Weg ist, obwohl er bisweilen sehr effektvoll eingesetzt werden kann, um damit in Kombination mit Ihrer Zunge über die Klitoriseichel zu fahren.
- Beim Einsatz der Finger sollten Sie sich zurückhalten, aber das ist in Ordnung, da sich der Tampon sozusagen an deren Stelle in der Scheide befindet. Während Sie Ihre Partnerin durch den Erregungsprozess lenken, ziehen sich ihre Beckenmuskeln und die Klitorismanschette um den Tampon herum zusammen und helfen, den Orgasmus zu stimulieren. Der Tampon wird zudem Druck auf die Klitoristraube ausüben.
- Die Tatsache, dass Sie nicht Ihre Finger einführen, bedeutet nicht, dass Sie sie nicht um den Scheideneingang herum, an den Schamlippen, am Perineum und am Analbereich einsetzen können. Und wenn Sie wollen, können Sie einen Finger unter den Tampon schieben, um ihn gegen die Klitoristraube zu drücken. Beim Einsatz nur eines Fingers wird dies ohne den Fluss von Menstruationsblut ablaufen.

Es gibt keinen Grund, warum die Partnerin auf diese Weise keinen Orgasmus erleben sollte. Vielmehr beweist die Wirksamkeit dieser Technik, dass der weibliche Orgasmus zum größten Teil durch Stimulation des dichten Klitorisnetzwerks an den Nervenenden erzeugt wird, die sich auf der Vulvaoberfläche befinden und durch den Tampon nicht behindert werden.

Ein Hinweis für den scharlachroten Kuss und Ihr Safer-Sex-Verhalten: Selbst wenn Sie Latex verwenden, sollten Sie wissen, dass die Wahrscheinlichkeit der Übertragung von oder der Ansteckung mit einer Geschlechtskrankheit für beide ansteigt, wenn die Frau menstruiert, da virale Bakterien wie HIV in ihrem Blut stärker verbreitet sind. Selbst wenn Sie also die Tamponmethode in Verbindung mit einem Dental Dam praktizieren wollten, es Ihnen um den geschützten Kuss aber vor allem wegen Safer Sex geht, sollten Sie eventuell auf Cunnilingus während der Periode ganz verzichten.

Der jungfräuliche Kuss, das erste Mal für ihn

Frage: »Ich möchte meine Freundin wirklich gerne oral befriedigen, aber ich habe es noch nie getan und bin etwas nervös – nicht wegen des Geruchs oder so, sondern weil ich mir Gedanken mache, ob ich es richtig machen und sie befriedigen werde. Haben Sie einen Rat fürs erste Mal?« (Eric, 21)

Antwort: Hier einige Hinweise:

1. Sorgen Sie dafür, dass sie während des Vorspiels ausreichend erregt wird.
2. Nehmen Sie sich Zeit.
3. Seien Sie so sanft und rhythmisch wie möglich. Vergessen Sie alles, was Sie je in Pornofilmen gesehen haben, aber seien Sie selbstbewusst. Verwechseln Sie Sanftheit nicht mit Teilnahmslosigkeit. Seien sie stark im Geist und mit der Zunge.
4. Konzentrieren Sie sich auf das, was Sie sehen können: ihre Schamlippen (die inneren und äußeren), die vordere Naht und das Frenulum, den Scheideneingang, das Perineum und die Klitoriseichel; genießen Sie ihre ganze Vulva.

5. Überstürzen Sie nichts, und gehen Sie nicht gleich auf die Klitoriseichel los; sie ist äußerst empfindlich. Stattdessen konzentrieren Sie sich zu Anfang auf die anderen Teile der Vulva.

6. Beginnen Sie mit langsamen, breiten Zungenbewegungen: nach oben, nach unten, nach links und nach rechts. Beobachten Sie, was funktioniert und was nicht. Seien Sie nicht ängstlich, und fragen Sie Ihre Partnerin, ob sich eine bestimmte Bewegung gut anfühlt, aber überhäufen Sie sie nicht mit Fragen.

7. Lassen Sie sie wissen, wie sehr Sie diese Erfahrung genießen; sagen Sie ihr, wie gut sie schmeckt.

8. Sorgen Sie für Einfachheit und Rhythmus. Konzentrieren Sie sich auf die in diesem Buch aufgeführten Vorgehensweisen. Vermeiden Sie Kompliziertes; machen Sie sich – vorerst – in Bezug auf die Stimulation der Klitoristraube keine Gedanken.

9. Vertrauen Sie Ihrem Instinkt; entspannen Sie sich, sodass Sie sich in einer eher meditativen Atmosphäre bewegen, in der Sie nicht denken, sondern handeln.

10. Konzentrieren Sie sich auf die Lust und nicht auf den Orgasmus. Vielleicht kommt sie bei diesem ersten Mal, vielleicht auch nicht. Was jedoch nicht zu bedeuten hat, dass sie es nicht gründlich genießen wird.

Der jungfräuliche Kuss, das erste Mal für sie

Frage: »Mein Freund möchte mich oral befriedigen, und ich bin gleichermaßen aufgeregt und beunruhigt: aufgeregt, weil es das erste Mal ist, dass jemand mit mir oralen Sex macht, und ich nicht weiß, was ich zu erwarten habe, aber auch, weil ich noch nie beim Geschlechtsverkehr einen Orgasmus hatte. Ich kann zum Orgasmus kommen, wenn ich masturbiere, aber nicht, wenn ich mit einem Mann zusammen bin. In der Vergangenheit habe ich den Orgasmus vorgetäuscht, aber ich mag meinen derzeitigen Freund wirklich sehr, und wir haben übers Heiraten gesprochen, und da wollte ich offen und ehrlich sein. Er ist in Bezug auf oralen Sex sehr begeistert und glaubt wirklich, dass ich auf diese Weise einen Orgasmus erleben kann, aber ich weiß nicht so recht. Ich habe es noch keinem Mann erlaubt, mich oral zu befriedigen, weil ich mich nicht wirklich wohl bei dem Gedanken fühle, dass ein Mann mich auf diese Weise sieht, schmeckt und riecht. Haben Sie irgendwelche Vorschläge?« (Lynn, 23)

Antwort: Ihr Freund hat Recht. Sie haben eine viel bessere Chance, einen Orgasmus durch Cunnilingus zu erleben, als durch genitalen Geschlechtsverkehr. Das liegt daran, dass die Klitoris das Kraftwerk des Orgasmus ist und am

besten durch konsequenten, rhythmischen Druck stimuliert wird.
Genitalverkehr bietet der Klitoris im Allgemeinen nicht die erforderliche Stimulation, um die Frau durch den sexuellen Reaktionsprozess zu leiten, was der Grund dafür ist, dass Sie beim Masturbieren einen Orgasmus erleben können.
Die Tatsache, dass Sie beim Masturbieren einen Orgasmus erleben, ist ein äußerst positives Zeichen – wenn dies nicht der Fall wäre, bestände die Möglichkeit, dass Sie auch beim Cunnilingus keinen Höhepunkt erleben. Die Masturbation ist der erste Schritt, Körper und Geist für die Zusammenarbeit bei der Erzeugung von Lust zu trainieren.
Sie sind also mit Sicherheit auf dem richtigen Weg. Die für den Orgasmus erforderliche »Leitung« ist vorhanden.

- Besonders wichtig ist, dass Sie sich entspannen und die ganze Erfahrung als etwas Lustvolles betrachten. Konzentrieren Sie sich nicht auf Ihren Orgasmus, sondern darauf, die Erfahrung zu genießen. Es ist sehr gut, dass Ihr Freund für Cunnilingus solche Begeisterung zeigt; sorgen Sie dafür, dass auch er die Lust in den Mittelpunkt stellt und sich nicht auf Ihren Orgasmus fixiert.
- Stellen Sie sicher, dass Sie viel Vorspiel hatten und stimuliert genug sind, um zum oralen Sex überzugehen. Denken Sie an die verschiedenen Arten der manuellen Stimulation, mit deren Hilfe Sie beim Masturbieren zum Orgasmus kommen.

- Wenn Sie dabei einen Vibrator oder Dildo verwenden, können Sie Ihren Freund dazu ermutigen, es ebenfalls damit zu versuchen. Vielleicht kann er Sie sogar beim Masturbieren beobachten, oder Sie können mit *seiner* Hand masturbieren, was noch besser ist.
- Seien Sie nicht schüchtern, wenn es darum geht, ihm mitzuteilen, was sich gut anfühlt und was nicht – loben Sie ihn, wenn es sich gut anfühlt, und üben Sie konstruktive Kritik, wenn es nicht so schön ist. Was Feedback im Bereich sexueller »Leistung« betrifft, ist das männliche Ego *sehr* verletzlich.

Da Sie noch nie oralen Sex erlebt haben, sollten Sie sich auf eine Berg- und Talfahrt körperlicher Empfindungen einstellen: Einige werden sich toll anfühlen, andere möglicherweise neu und merkwürdig, überwältigend oder vielleicht sogar unangenehm. Sagen Sie es ihm, wenn er etwas anders machen soll. Die Sexkolumnistin Anka Radakovich beschrieb ihr erstes Erlebnis mit Cunnilingus so: »Ich weihte den Vordersitz meines neuen Autos ein und wurde durch das kitzelnde Gefühl so erregt, dass ich zufällig gegen die Gangschaltung stieß und mit Volldampf gegen das Garagentor krachte, sodass die Frontpartie meines Autos ruiniert war. Ganz schön peinlich, das der Versicherung klar zu machen.«

Was Ihre Schüchternheit dahingehend betrifft, Ihrem Partner zu erlauben, dass er Sie sieht, riecht und schmeckt, stehen Sie nicht alleine da, und es gibt ein paar einfache Schritte, mit deren Hilfe Sie sich entspannen können:

- Beziehen Sie ein Bad oder ein Duschbad ins Vorspiel ein; zünden Sie Kerzen an; geben Sie Ihrem Partner Gelegenheit, Sie mit duftendem Öl zu massieren. Doch Sie sollten auch den Eifer Ihres Freundes zu schätzen wissen und sich vor Augen führen, dass die meisten Männer den Anblick, Geschmack und Geruch der Vulva lieben und beim Cunnilingus stark erregt werden. Hoffentlich erweist sich die Begeisterung Ihres Freundes als ansteckend, sodass Sie sich schnell und leicht an diese Erfahrung gewöhnen und sie genießen können.
- Entspannen Sie sich, lassen Sie los, und konzentrieren Sie sich auf Ihren sexuellen Reaktionsprozess. Versuchen Sie in dieselbe Gemütsverfassung wie beim Masturbieren zu kommen. Nehmen Sie Fühlung zu Ihrem Körper auf, konzentrieren Sie sich darauf, Lust zu empfangen, und spüren Sie den ganzen Verlauf dieses Prozesses. Die meisten Frauen haben beim oralen Sex viel mehr Phantasievorstellungen als beim Geschlechtsverkehr. Haben Sie also keine Angst loszulassen, und gestatten Sie es Ihrer Phantasie umherzuschweifen.
- Sie sollten auch wissen, dass möglicherweise einige Versuche erforderlich sind, bevor Sie den Höhepunkt erreichen. Sie sollten also nicht frustriert sein. Es kann sein, dass Sie *sehr* nah an den Orgasmus herankommen, aber dennoch nicht kommen.
- Wenn Sie schließlich das Gefühl haben, dass Sie kurz vor dem Orgasmus stehen, aber sich nicht ganz gehen lassen

können, sollten Sie es in Betracht ziehen, das »letzte Stück des Weges« mit Hilfe der Masturbation zurückzulegen, zumal wenn Sie wissen, dass Sie auf diese Weise kommen können. Wir neigen dazu, die Masturbation als einen privaten, manchmal sogar mit Scham behafteten Akt zu betrachten, aber es ist eine Tatsache, dass sowohl Männer als auch Frauen sich in der Phantasie vorstellen, wie sie den Partner beim Masturbieren beobachten. Da Sie bereits offen und ehrlich miteinander über Ihre Unfähigkeit, beim Geschlechtsverkehr zum Orgasmus zu kommen, gesprochen haben, dürfte es in Ihrer Beziehung offen zugehen, und wahrscheinlich werden Sie die Bedeutung der Masturbation verstehen. Er wird es wahrscheinlich genießen, Sie dabei zu beobachten, wie Sie sich so stimulieren, dass es kein Zurück mehr gibt, *zumal* er Ihnen geholfen hat, 90 Prozent des Weges zurückzulegen.

- Wenn Sie gegenüber der Masturbation nicht so offen eingestellt sind, könnte er seine Zunge einsetzen und Sie auf dem Weg der Erregung so weit bringen, wie es Ihnen möglich ist. Dann könnten Sie zur genitalen Penetration übergehen, wobei Sie oben liegen. Dadurch haben Sie mehr Kontrolle über die Position seines Penis und über den Rhythmus und Druck, der auf Ihre Klitoris ausgeübt wird. Viele Frauen fühlen sich zudem auch wohler dabei, sich beim direkten Geschlechtsverkehr zu berühren, sodass Sie Masturbation und Penetration miteinander verbinden können.

Am wichtigsten ist, dass Sie die Lust beim Cunnilingus genießen. Selbst wenn Sie beim ersten Mal nicht zum Orgasmus kommen sollten, sind Sie auf dem besten Weg, auf diese Weise einen Orgasmus zu erleben.

Der schwangere Kuss

Es besteht absolut kein Grund, Cunnilingus während der Schwangerschaft nicht zu genießen, es sei denn, ihr Arzt hat es Ihrer Partnerin ausdrücklich untersagt, sich sexueller Aktivität hinzugeben, da es beispielsweise in der Vergangenheit zu Fehlgeburten gekommen ist, bei denen Gebärmutterkontraktionen vorzeitige Wehen ausgelöst haben. Oxytocin, die während der sexuellen Aktivität freigesetzte Chemikalie, wird auch bei den Gebärmutterkontraktionen während der Entbindung ausgeschüttet. Tatsächlich wird synthetisches Oxytocin bisweilen eingesetzt, um die Geburt einzuleiten, und der Arzt könnte sogar Sex und Orgasmus empfehlen, um eine Geburtseinleitung zu stimulieren.

In den meisten Fällen ist Cunnilingus jedoch eine sehr gute Möglichkeit, ein gesundes Sexualleben in allen Phasen der Schwangerschaft aufrechtzuerhalten. Ihre Partnerin wird wahrscheinlich die Aufmerksamkeiten Ihrer Zunge umso mehr zu schätzen wissen. Vicki Iovine schrieb diesbezüglich in ihrem Buch *The Girlfriends' Guide to Pregnancy*: »Die beste Nachricht über die Veränderungen ›da unten‹ besteht darin, dass viele Freundinnen in einem Zustand ständiger sexueller Erregung sind, weil ihre Organe mit Blut angefüllt sind. Meine Freundin Tracy erzählte, dass sie fast einen Orgasmus erlebte, wenn sie sehr weit laufen musste, weil das Aneinanderreiben ihrer Beine wie ein nie endendes Vorspiel war.«

Vorsicht: Wenn das zweite Trimester der Schwangerschaft beginnt, soll die werdende Mutter nicht für längere Zeit flach auf dem Rücken liegen, da diese flache Position die Blutversorgung der Hohlvene abschneiden und sich auf die Sauerstoffversorgung des Körpers auswirken kann. Beheben Sie dieses Problem, indem Sie ein Kissen unter ihre Hüften und den unteren Rückenbereich (egal auf welcher Seite) legen und sie dann in eine leichte Seitenposition bringen.

Ein weiterer Vorteil einer Schwangerschaft besteht darin, dass eine Frau möglicherweise sehr viel leichter zum Orgasmus kommt, der zudem intensiver und länger sein kann. Dies ist darauf zurückzuführen, dass die Gebärmutterkontraktionen intensiver sind und stärker auf die Freisetzung von Oxytocin beim Sex reagieren.

Die Kehrseite dieser Erregung besteht darin, dass eine Frau möglicherweise das Gefühl hat, ständig sexuell erregt zu sein, da ihre Genitalien andauernd mit Blut angefüllt sind. Oft entdecken Frauen während der Schwangerschaft aus reiner Notwendigkeit ihr Potenzial für multiple Orgasmen.

Da Cunnilingus sehr viel persönlicher ist als jeder andere Sexualakt, können Sie während einer Schwangerschaft einige Veränderungen wahrnehmen: So kann es etwa zu dem Zeitpunkt, zu dem die Schwangere normalerweise ihre Menstruation bekäme, zu einer leichten Blutung kommen. Das ist kein Grund zur Sorge und sollte nicht mit der schweren Blutung verwechselt werden, die normalerweise Symptom einer Eileiterschwangerschaft oder einer bevorstehenden Fehlgeburt ist. Wahrscheinlich stellen Sie auch fest, dass die Klitoris stark mit Blut angefüllt ist, sodass die Schamlippen größer werden und ihre Farbe verändern – normalerweise werden sie dunkler. Ihre natürliche Feuchtigkeit könnte dickflüssiger sein und einen charakteristischeren Geruch haben. Seien Sie in Bezug auf diese Veränderungen einfühlsam, da Ihre Partnerin sich dieser Änderungen wahrscheinlich auch bewusst ist, und machen Sie als Paar das Beste daraus.

Während einer Schwangerschaft sind die drei Grundsätze wichtiger als zu jeder anderen Zeit. Sagen Sie Ihrer Partnerin, dass sie wunderbar riecht, toll schmeckt, dass Sie sie in jeder Hinsicht schön finden und dass Sie es genießen, sie oral zu befriedigen.

Nützliches Spielzeug

Frage: »Ich bin in der Kunst des Cunnilingus ziemlich unerfahren, und ich schaffe es nicht, gleichzeitig meine Hände und meine Zunge einzusetzen – es ist einfach zu schwer, sich gleichzeitig auf beides zu konzentrieren. Was kann ich tun?« (Geoff, 32)

Antwort: Versuchen Sie, einen Vibrator in das Geschehen einzubeziehen. Unabhängig von Ihren Fähigkeiten kann sich ein Vibrator als wertvolle Zutat eines Cunnilingus-»Akts« erweisen.

Wenn Ihre Freundin keinen Vibrator zum Masturbieren besitzt, kann der gemeinsame Einkauf Spaß machen, aber vielleicht auch eine Qual sein, denn es stehen alle möglichen Größen, Formen, Strukturen, Stilrichtungen und Zubehörteile zur Auswahl.

Doch was die Wahl eines Vibrators zur Steigerung der Qualität Ihrer Cunnilingus-Session betrifft, sollte wiederum die *Form der Funktion folgen.* Viele Männer begehen den Fehler und denken, dass es beim Einsatz eines Vibrators darum geht, zu stoßen und zu penetrieren, praktisch in Form einer billigen Imitation des Penis beim Geschlechtsverkehr. Daher ähneln viele Vibratoren einem Penis.

Genauso wie Sie Ihre Zunge und Finger in sanften, rhythmischen Bewegungen einsetzen, bei denen die sichtbaren Aspekte der Vulva und die ersten fünf Zentimeter der Scheide einbezogen werden, sollten Sie auch den Vibrator benutzen.

Stellen Sie sich den Vibrator als Ersatz Ihrer Zunge und Finger vor und nicht als Einführung eines Plastikpenis. Nur weil er wie ein Penis aussieht, muss er nicht so verwendet werden. Daher erfüllt ein Standardstabvibrator von zehn bis zwölf Zentimetern Länge und einem Durchmesser von zweieinhalb Zentimetern seinen Zweck. Sie werden nur die ersten fünf Zentimeter verwenden, sodass die Länge wirklich unwichtig ist.

Die meisten Vibratoren haben eine harte Kunststoffschale oder eine weiche, gelartige Silikonumhüllung. Beide Sorten tun ihren Dienst, aber wählen Sie einen Vibrator, der stabil und solide ist und nur einen leichten Knick aufweist. Kurz gesagt: Wählen Sie ein einfaches Spielzeug ohne Firlefanz aus, das zuverlässig, nicht bedrohlich, angenehm und leicht zu handhaben ist.

Wie bei jedem Spielzeug ist es am wichtigsten, wie Sie es einsetzen. Während einer Cunnilingus-Session können Sie den Vibrator jederzeit nach dem ersten Kuss benutzen, aber am besten wird er verwendet, wenn Sie schon etwas weiter sind und auf die Vororgasmusphase zugehen.

Obwohl Sie den Vibrator zum Aufwärmen und zur sanften Stimulation aller sichtbaren Aspekte der Vulva – Schamlippen, Perineum, der Bereich auf der und um die Klitoriseichel herum – heranziehen können, sollten Sie ihn als Ersatz für

Ihre Finger verwenden. Stellen Sie ihn auf eine niedrige Geschwindigkeit ein – ein ständiges Summen, das sich langsam mit dem Widerhall in ihr aufbaut.

- Führen Sie den Vibrator in den Scheideneingang ein (verwenden Sie dabei gegebenenfalls ein Gleitmittel). Bleiben Sie nah am Eingang und konzentrieren sich auf die Klitoristraube. Stoßen Sie den Vibrator leicht hinein, und ziehen Sie ihn wieder heraus. Da Sie sich auf den Scheideneingang konzentrieren, sollte der Bewegungsspielraum nicht mehr als die ersten zwei bis fünf Zentimeter des Scheidenkanals betragen.
- Arbeiten Sie hauptsächlich mit der Vibratorspitze. Lassen Sie sich Zeit; halten Sie den Vibrator ganz ruhig gegen den Scheideneingang; diese langsame, kleine Bewegung sollte dazu führen, dass sich die Klitorismanschette um den Vibrator herum zusammenzieht.

Zungentipp: Wenn Sie Ihre Partnerin eine Weile stimuliert haben, führen Sie einen oder zwei Finger unter dem Vibrator ein und drücken ihn nach oben. Auf diese Weise wird die Klitoristraube stark massiert.

Vorlage für den Ablauf

Phase 1: Der erste Kuss

(weniger als eine Minute)

ZUNGE: ....

FINGER: ....

HAND: ....

Phase 2: Rhythmus entwickeln

(drei bis fünf Minuten)

ZUNGE: ....

FINGER: ....

HAND: ....

Phase 3: Spannung aufbauen

(fünf bis zehn Minuten)

ZUNGE: ....

FINGER: ....

HAND: ....

Fotokopieren Sie diese leere Vorlage, und verwenden Sie sie zur Entwicklung eigener Vorgehensweisen.

Phase 4: Eskalation

(drei bis fünf Minuten)

ZUNGE: ....

FINGER: ....

HAND: ....

Phase 5: Vororgasmus

(drei bis fünf Minuten)

ZUNGE: ....

FINGER: ....

HAND: ....

Phase 6: Orgasmus

(weniger als eine Minute)

ZUNGE: ....

FINGER: ....

HAND: ....

Danksagung

Adam Engel für seine hervorragenden redaktionellen Kenntnisse.

Naomi Pitcairn für ihre bemerkenswerten Illustrationen.

David Grae für seine anregenden Gespräche.

Richard Abate, der den Ball ins Spiel gebracht und dort behalten hat.

Scott Rosenberg für sein künstlerisches Auge und seinen strategischen Scharfsinn.

Alle Mitglieder des Regan-Teams, die alles in Bewegung gehalten haben, und Alissa LeViness und Jessica Colter, die für den Schlussspurt eingesprungen sind.

Dr. William Granzig für die großzügige Vermittlung seines Wissens und seiner Erfahrung.

Caitlin Felton und Karen Hill für ihre Sichtweisen.

Meine Freunde, die zwischendurch das Manuskript gelesen haben: Charlie, Jack, Betsey, Ran, Lara, Jeff, Jesse, Adena und T. K. Danke für eure Kommentare und Unterstützung.

All jene, die freundlicherweise und freimütig an Umfragen und Interviews teilgenommen haben.

Und natürlich meine Frau Lisa, die sich trotz allem in einen Schriftsteller verliebt und ihm geholfen hat, seinem Herzen zu folgen.

Literatur

Angier, Natalie: *Frau. Eine intime Geographie des weiblichen Körpers*, Bertelsmann, München 2000

Bechtel, Stefan und Lawrence Roy Stains (Herausgeber von *Men's Health*): *Sex. A Man's Guide*, Berkley, New York 1997

Chang, Jolan: *Das Tao für liebende Paare*, Rowohlt Verlag, Reinbek 1998

Comfort, Alex: *Joy of Sex; Freude am Sex*, Ullstein Verlag, Berlin 1981

Crenshaw, Theresa: *Die Alchemie von Liebe und Lust*, dtv, München 2003

Ensler, Eve: *Die Vagina-Monologe*, Edition Nautilus, Hamburg 2000

Freud, Sigmund: *Abriss der Psychoanalyse*, Fischer Verlag, Frankfurt 1994

Freud, Sigmund: *Vorlesungen zur Einführung in die Psychoanalyse*, Fischer Verlag, Frankfurt 1991

Hite, Shere: *Hite Report. Das sexuelle Erleben des Mannes*, Gondrom Verlag, Bindlach 1990

Hite, Shere: *Hite Report. Das sexuelle Erleben der Frau*, Bertelsmann Verlag, München 1989

Kamen, Paula: *Her Way*, Broadway, New York 2000

Kaplan, H. S.: *The New Sex Therapy*, Brunner/Mazel, New York 1974

Kinsey, A. E., Pomeroy und W., Martin, O.: *Das sexuelle Verhalten des Mannes*, S. Fischer Verlag, Berlin 1964

Kinsey, A. C. et al.: *Das sexuelle Verhalten der Frau*, S. Fischer Verlag, Berlin 1963

Lowry, T. P., T. S. Lowry et al.: *The Clitoris*, Warren H. Green, Missouri 1976

Masters, W. H. und V. E. Johnson: *Die sexuelle Reaktion*, Rowohlt Verlag, Reinbek 1985

Masters, W. H. und V. E. Johnson: *Impotenz und Anorgasmie. Zur Theorie funktioneller Sexualstörungen*, Krüger Stahlberg Verlag, Frankfurt am Main 1973

Radakovich, Anka: *Der Club der wilden Mädchen*, Goldmann Verlag, München 2001

Rush, Norman: *Mortals*, Knopf, New York 2003

Sherfey, Mary Jane: *Die Potenz der Frau. Wesen und Evolution der weiblichen Sexualität*, Verlag Kiepenheuer & Witsch, Köln 1982

Strunk, William J. und E. B. White: *The Elements of Style*, Longman, New York 1972

Tisdale, Sally: *Talk Dirty To Me – Eine intime Philosophie des Sex*, Berlin Verlag, Berlin 1998

Van de Velde, Theodore: *Die vollkommene Ehe*, Goldmann Verlag, München 1983

Register